Emer Log
エマログ
2023年春季増刊

JN025126

患者対応と基本手技を
らくらくマスター

Emergency Nursing Visual Notebook

救急看護

編集
芝田里花

日本赤十字社和歌山医療センター 看護部 看護副部長

ビジュアルノート

MC メディカ出版

はじめに

　救急看護は「場所、疾患、臓器、対象の発達段階、診療科、重症度を問わず実践される看護」であり、その対象はありとあらゆる人々で、患者・家族（重要他者）も対象となります。

　救急医療の実践の場である救急初療は、新型コロナウイルス感染症（COVID-19）では受け入れ時からの感染対策、患者受け入れ困難などの問題に直面しました。また、社会問題である超高齢社会、貧困、虐待などへの対応も求められるなど、社会の縮図ともいえる現場と感じています。

　昨今の報道で、ドクターカーやドクターヘリなどのプレホスピタルケアが取り上げられる機会も多く、憧れの気持ちを持ち、救急を希望してきた新人さんも多いと思います。また、「自分も救急看護をしたい」と救急初療に配置転換を希望してきた方や、希望ではないが配置転換された方もいらっしゃると思います。新人さん、配置転換されて来た方ともに、状況に圧倒されたり、「今までの経験は何だったんだろう」と思うこともあると思います。私自身も ICU・救急病棟から救急外来へ移動したとき、「手も足も出ない」経験をしました。

　本書は、救急外来へ配属された看護師 1 年目の新人さんや、救急初療に配置転換してきた方に向けて、救急外来での初心者の「何から勉強すれば……」という悩みを解決できるよう、必要な心構え、技術、患者受け入れ時の思考過程について、経験豊かな方に執筆をしていただきました。指導者の皆さまにも活用していただければうれしく思います。

　看護実践能力の向上には、現場での実践が一番の学びです。本書を日々の実践に生かしていただければ幸いです。

2023 年 2 月

日本赤十字社和歌山医療センター 看護部 看護副部長／救急看護認定看護師、認定看護管理者

芝田里花

患者対応と基本手技をらくらくマスター

Emer Log エマログ
2023年春季増刊

救急看護
ビジュアルノート

Contents

1章 救急看護とは

2章 救急看護師に必要な対応

3章 救急看護師の基本技術

NGポイントも押さえよう！

**4章 症状別：
どうする？ 患者来院時の対応**

5章 新人に必要な薬剤の知識

「動画①救急外来での学び方」「動画②救急外来での患者の見かた」

＊本書に掲載する URL は 2023 年 2 月時点のものです

Authors

執筆者一覧

編集

芝田里花　日本赤十字社和歌山医療センター 看護部 看護副部長／
救急看護認定看護師、認定看護管理者

執筆者（50音順）

阿部雅美	日本赤十字社和歌山医療センター 看護部 救急外来 看護師長／救急看護認定看護師	4章 11
井出拓也	日本赤十字社医療センター 看護部 特任副看護師長／小児救急看護認定看護師	4章 9
梅田みゆき	神戸市立医療センター中央市民病院 看護部 新型コロナ感染症中等症病棟 係長補佐／救急看護認定看護師	4章 10
梅村由佳	滋賀医科大学医学部附属病院 看護部 ICU 副看護師長／救急看護認定看護師	4章 12
表 佳代	日本赤十字社和歌山医療センター 看護部 救急外来／救急看護認定看護師	4章 6, 7, 8
銀川明奈	済生会横浜市東部病院 看護部 救命救急センター／救急看護認定看護師	4章 5
齋藤美香子	独立行政法人国立病院機構 仙台医療センター 看護部 救命救急センター 副看護師長／救急看護認定看護師	4章 2
坂田 司	日本赤十字社徳島赤十字病院 看護部 看護副部長／救急看護認定看護師	4章 3
芝田里花		1章 1, 2 ▶
多賀真佐美	倉敷中央病院 看護部 救命救急センター 看護師長／救急看護認定看護師	2章 1
竹林正樹	三重県厚生農業協同組合連合会 松阪中央総合病院 看護部 救急病棟 看護師主任／救急看護認定看護師	3章 7
竹本雪子	独立行政法人国立病院機構 大阪医療センター チーム医療推進室／診療看護師、救急看護認定看護師	4章 4
田村麻衣	日本赤十字社和歌山医療センター 看護部 本館 7A 病棟 院内 ICU／救急看護認定看護師	3章 3, 4, 5
徳永里絵	桜橋渡辺病院 看護部 看護師長／救急看護認定看護師	4章 1
長井貴司	徳島県立中央病院 看護部 救命救急棟 副看護師長／クリティカルケア認定看護師	3章 6
林 美恵子	総合病院 聖隷浜松病院 看護部／クリティカルケア認定看護師	2章 3
福島雅郁	日本赤十字社和歌山医療センター 救急科・集中治療部 医師	5章
松島圭吾	日本赤十字社和歌山医療センター 看護部 脳神経外科・脳神経内科病棟／救急看護認定看護師	2章 2
山田君代	関西メディカル病院 看護部／クリティカルケア特定認定看護師	3章 2
鷲尾 和	トヨタ記念病院 看護室 GICU 主任／救急看護認定看護師	3章 1

1章

救急看護とは

1 救急看護とは

救急看護とは

　救急看護とは、急な事故による外傷、急性疾患、慢性疾患の急性増悪などのさまざまな状況によって、救急処置が必要な対象に実施される看護である[1]。

　主に、救急外来や救命救急センターなどの救急医療施設での看護を指すが、院内急変、ドクターカーやドクターヘリなどの病院外、災害救急医療、学校保健、産業看護などの場にも救急看護実践がある。

救急看護の対象

　救急看護の対象は、発達段階、診療科、重症度を問うことはない。たとえば、「小さな傷」や「眼が赤い」などの軽い症状から、「意識がない」「今までに経験のない胸の痛み」など緊急度の高いケースまで、さまざまな状態で救急搬送、walk in で来院する。また、来院する患者は慢性疾患の有無や ADL、社会的背景などもそれぞれである。救急患者の特徴について 表1 に示す。

　昨今の救急現場の特徴として、高齢者救急が増加していることが挙げられる。内閣府の令和4年版高齢社会白書では、65歳以上の高齢者の総人口に占める割合（高齢化率）は28.9％であり、救急搬送される高齢者の割合も年々増加しており、2021年の救急搬送の61.9％を占めている 図1 [2]。

救急看護の実践の場

　冒頭の「救急看護とは」で示したように、その実践の場は救急外来や救命救急センターといった救急医療施設を指すが、院内急変、病院前救護、災害救急医療、学校保健、産業看護や、ほかにも在宅医療、介護施設など地域における実践も考えられる[3]。このように、救急看護の場はあらゆるところにある。具体的に説明しよう。

院　内

　救命救急センター、救急外来、集中治療室はもちろん、一般病棟、外来、待合室、駐車場など

表1 救急患者の特徴

・突然の発症、受傷である
・緊急度・重症度の高い患者から軽症患者までさまざまな患者が混在する
・急変の可能性がある
・情報が少ない
・社会的背景に問題がある患者が少なくない（高齢者、虐待、貧困、独居、経済的な問題、意思決定ができないなど）
・患者・家族（重要他者）ともに不安が強く、動揺、緊張が強い

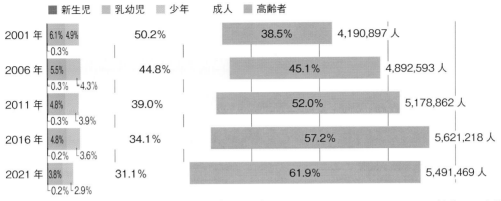

図1 年齢区分別の搬送人員と構成比の5年ごとの推移　　　　　　　（文献2より転載）

での急変や急な発症への対応が考えられる。

病院前救護

ドクターカーやドクターヘリなどでの対応が挙げられる。ドクターヘリは山岳部や離島といった、救急搬送に時間がかかる場合などに利用されており、メディアでもその活躍が取り上げられている。

災害救急医療

主に発災後1週間以内の救出援助期・救急医療期で、特に発災後1〜3日に重要な役割を果たす。

学校保健

学校では児童や生徒、教職員などが対象になる。児童・生徒は突然のけがや、疾病を発症することがある。また、教職員も同様である。学校から来院する児童や生徒では、給食によるアナフィラキシーや運動が引き金となって起こる運動誘発アナフィラキシーも少なくない。

産業保健

産業現場では、急性の疾病や労働災害による外傷などの可能性が考えられる。その場合、まず産業医、産業保健師、産業看護師が対応する。対応困難な場合は病院に救急搬送となる。

救急医療体制

救急医療の場で勤務するにあたり、救急医療体制について知っておく必要がある。日本では救急患者を重症度に応じて、軽症患者に対応する外来診療中心の初期（一次）救急医療体制、入院治療や緊急手術を必要とする患者に24時間対応する二次救急医療体制、生命の危機に瀕した重症患者に対応する三次救急医療体制がある **図2**。しかし、現在ではER型救急医療施設として初期から三次までの救急患者を受け入れる施設も増えている。

患者の来院方法として、一次救急医療施設はほぼwalk in、二次救急医療施設は救急搬送、walk in、三次救急医療施設は救急搬送が主である。三次救急医療施設へ搬送される場合は、あ

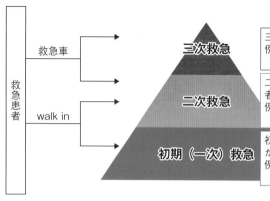

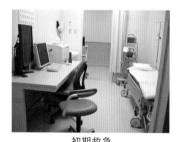

初期救急

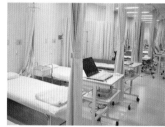

二次救急

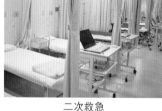

三次救急

図2 救急医療体制

らかじめ緊急度・重症度が高いことが想定されている。初期救急や二次救急では、腹痛で来院した患者の状態が悪化、腹部大動脈瘤の破裂で緊急手術が必要であったなど、実際に想定されているよりも緊急度・重症度の高い患者が存在する。その患者を見逃さないため、院内トリアージが実施されている。

救急医療の特徴

　救急患者の特徴は、突然の発症や受傷であり、患者は年齢、性別を問わず対象となる。搬送されてくる患者の情報は少なく、意識障害があったり、現病歴や既往歴の聴取もままならないことが少なくない。急激な病態変化が起こることもあり、時間的猶予がない状況下で、医学的な知識と確実な技術の提供が必要となる。

　また、突然のことであり、短時間のなかでは患者・家族（重要他者）との信頼関係の構築が難しいことも認識しておく。

引用・参考文献
1) 山勢博彰. "救急看護とは". 救急看護学. 第6版. 系統看護学講座 別巻. 東京, 医学書院. 2018, 2-11.
2) 総務省消防庁. 「令和3年中の救急出動件数等（速報値）」のポイント. 令和4年3月25日総務省報道資料. https://www.fdma.go.jp/pressrelease/houdou/items/86950fa7e48dd9fae080df4e31415e80473ef326.pdf
3) 清村紀子. "救急看護の場". 前掲書1), 23-32.

（芝田里花）

2 救急看護師に必要な能力と役割

求められる看護像

救急看護師は、対象となる患者に対して迅速で正確な診断を行い、必要な処置を行うことで患者の苦痛を最小限にとどめ、最良の予後を提供し、医療従事者として最高の看護ケアを提供する。そのための能力と役割を以下に示す。

① 病態判断能力と予測能力

救急外来、救命救急センターへ来院する患者の緊急度・重症度を短時間で判断し、患者の病態を正確に判断する能力が必要である。また、その患者を継続的に観察し、「患者の変化」を敏感に察知し、アセスメントを行い、「次に何を行うか」の予測をもった対応をする能力も要する。

② 看護技術提供力

各科にわたる救急患者への対応が求められることから、さまざまな看護技術を習得する必要がある。また、処置は短時間のなかで行われるため、迅速性と確実性が重要であり、その技術の習得には努力を要する。熟練した看護技術は救急医療の大きな力となり、患者の苦痛を最小限にするためには不可欠である。

③ 臨機応変な対応

救急医療の実践の場では多数の患者を抱えていることが多く、病態の急変や不安定な患者、確定診断がされていない患者も多い。状況を把握し、臨機応変に優先順位を考えていかなければならない。

また、現在の社会情勢では、独居の高齢者などでは病態的には帰宅可能でも、その後の生活を考えると帰宅してもらうことができない場合がある。このようなケースにも医師や医療ソーシャルワーカー（MSW）に相談し、対策を講じていく。

④ 心理的看護ケア

救急患者および家族（重要他者）は大きな不安を感じていることが多い。患者、家族（重要他者）の心理状態を雰囲気や言動からアセスメントし、対応していくことも看護師の重要な役割である。

救急外来では患者の観察や処置に主眼を置きながらも、突発した重大な状況に対して、心理的ケアやプライバシーの保持環境の整備を行い、患者や家族（重要他者）の悲嘆や苦痛を最小限にとどめることができるように努める。

⑤ 倫理的問題への対応

　救急医療の場においては、看護師も患者の救命のみに意識が集中してしまうことが少なくない。一方、急な出来事に対して、患者や家族（重要他者）が理解や判断が困難な状況に陥っていることは日常的に経験する。看護師はそのような状況を把握し、インフォームド・コンセント、アドボカシー（権利擁護）、蘇生措置拒否（do not attempt resuscitation；DNAR）指示、プライバシーの保護などに十分に注意を払う。また、高齢者救急が増加している今、独居や認知症などの問題により、意思決定が困難なために代理意思決定を必要とするケースも増えてきた。

　救急医療の場でも、社会的問題となっている小児・老人虐待、ドメスティックバイオレンスなどへの対応も求められる。患者や家族（重要他者）の状況を観察・判断し、アドボケーター（擁護者）の役割を果たしていく。

⑥ チーム医療のなかでの調整能力

　救急外来は多種多様な疾患が対象であり、かつ、緊急度・重症度の高い患者も搬送される。その場合、短い時間のうちに高度な医療の提供が必要であり、医師、看護師、診療放射線技師、臨床検査技師、臨床工学技士、薬剤師、事務職員など多職種での協働が不可欠となる。また、昨今では独居、高齢者所帯、虐待など、社会的な問題を抱える患者に対して、MSW、行政の介入を要することも多い。

　そのようななかで、それぞれの職種が役割を果たし、チームとしての力を最大限に生かすことができるよう、調整することも看護師の役割である 図1 [1]。

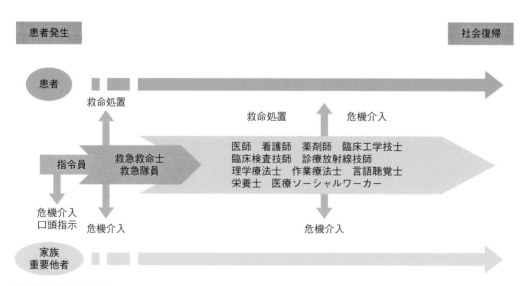

図1 職種間の連続性
救急医療の現場では、患者発生から患者の社会復帰に至るまでに多職種が介在し、途切れることなくケアが提供される。
（文献1より改変）

⑦ 安全管理

患者の安全

　緊急度・重症度の高い患者が多数を占めることから、短時間のなかで多くの判断が必要であり、かつさまざまな指示をこなさなければならならないため、職員が確認を怠る、ルールを守らないことも起こりうる。また、多くの医療機器に囲まれ、多職種によるチーム医療が行われる状況下では、コミュニケーションエラーも生じやすい。救急看護師は、そういったなかでも確実にコミュニケーションをとり、口頭指示には復唱する、薬剤を投与する際には確認するなど、それらを徹底することが患者の安全につながるとの認識をもっておく。

認知症、せん妄患者への対応

　認知能力の低下した患者、せん妄患者では点滴ラインを引っ張る、ベッドから降りようとするなどの行動がみられることが多々ある。点滴の抜去予防のためしっかりと固定する、ラインは患者衣の中を通すなどの工夫が必要である。また、ベッド柵を確実に上げる、危険行動がないかをスタッフで見守り、事故を未然に防ぐことが重要となる。

感染対策

　救急医療の現場では、搬送されてきた患者の情報が少なく、感染症の有無がわからない状況がほとんどである。医療従事者は常に患者からの感染のリスクを考え、感染予防のための標準予防策（スタンダードプリコーション）が必須である。

救急部門に配属された新人さんへ

　救急看護のあり方は「一刻を争うなかでどれだけの看護を提供できるか」だと感じている。時間がないから「できない」ではなく、短時間で「どう看護していくか」を常に考えながら行動する。

　救急部門では診療科が限定されている病棟と比較して、覚えることがたくさんあり、初めてのことばかりで、患者・家族（重要他者）の気持ちに思いが向かないことがある。新人から一人前の看護師に成長するための「救急新人看護師11カ条」を作成した表1。以下に内容を述べる。

表1 救急新人看護師 11 カ条

1.　看護の対象は一人の人である
2.　救急診療の流れを理解しよう
3.　うるさがられても「報・連・相」
4.　先入観はもたない
5.　医師と研修医のやりとりは学びの宝庫
6.　先輩看護師の「技」を盗もう
7.　百聞は一見に如かず
8.　その日の振り返りをしよう
9.　本で勉強しよう
10.「先輩看護師にもこんなときがあった」、努力しよう
11.　エンド・オブ・ライフケアに目を向けよう

救急患者来院時 迅速評価	搬入（来院）直後 一次評価	初期対応後 二次評価
感覚を用いて 数秒でパッと行う	医療機器を用い、身体診察と 循環呼吸の安定化をサッと行う	バイタルサイン安定後、問診 を行い病態を評価する
患者と初めて接したとき、最初の数秒で行う評価 ①A：気道（airway） 　気道は開通しているか、狭窄音はないか ②B：呼吸（breathing） 　努力呼吸の有無、喘鳴、頻呼吸、徐呼吸、チアノーゼ ③C：循環（circulation） 　ショック徴候の有無、頻脈、徐脈 ④D：意識（disability） 　意識障害（GCS3〜9点）、けいれんの状態、四肢の動き ⑤E：外表と体温（exposure） 　外傷の有無と程度、発熱、低体温の有無	迅速評価に続いて行う評価 ①ABCDE評価 ②バイタルサインの測定 ③モニタ装着、SpO_2測定、心電図 酸素投与と静脈ライン確保を行うと同時に、全身をサッと診察する。必要に応じて救急処置を行い、呼吸と循環を安定させる。 ＊必要に応じ情報収集 　普段の血圧、心拍数など	呼吸と循環の安定化が得られたら ①病歴・情報の聴取 　SAMPLE ②身体の診察 　頭からつま先まで系統的に行う ③情報収集 　普段のADL、認知症の有無、家族の状況、キーパーソン

図2 救急患者の観察の流れ

① 看護の対象は一人の人である

　救急外来での看護は短時間のうちに行われる。患者の病態や社会的背景などは多種多様で、重篤な患者の場合、観察や処置に追われ患者への声かけもままならないことが日常的にある。

　そのなかで個別的な看護を提供していくためには「この患者さんの家族は？　どんな生活をしていたんだろう」など、「その人を知ろうとする」ことを心掛けよう。来院時の患者の身なりからも生活背景が見えてくる。

② 救急診療の流れを理解しよう

　病棟の入院患者は検査入院を除き、大多数は診断がついており、その治療が目的である。救急外来では、患者はほとんどが「腹痛」「胸痛」「呼吸困難」などの症状を主訴に来院する。搬入、来院直後からの流れを図2に示す。この流れがわかれば戸惑いが軽減すると考える。

③ うるさがられても「報・連・相」

　患者の搬入が重なったり、重篤な患者対応をしている場合、先輩看護師はバタバタとしており、なかなか声をかけづらい雰囲気になっていることもある。しかし、「患者の命を預かっている」ことを認識し、観察した内容、患者の訴え、わからないことは、報告、連絡、相談をすることが大切である。

　また、他職種からの依頼や患者・家族からの質問なども、きちんと「報告・連絡・相談」をする。「忙しそうだから……」と勝手に自分で判断し、実施しないようにする。

④ 先入観はもたない

「意識障害」だから頭蓋内病変、「胸痛」だから心筋梗塞などと決めてかからない。意識障害の原因は頭蓋内病変、けいれん、低・高血糖、薬物中毒などいろいろなことが考えられる。バイタルサインについても同様のことがいえる。血圧が 90/60mmHg として、同じ血圧でも普段の収縮期血圧が 150mmHg の患者と普段から 90mmHg の患者では自ずと判断が変わってくる。

⑤ 医師と研修医のやりとりは学びの宝庫

救急部門で働く看護師にとって医学的知識をもつことは、患者をアセスメントし、予測性をもった対応をするには不可欠である。自分で勉強をするのはもちろんであるが、医師と研修医のやりとりは患者の診断プロセスを理解するうえでとても参考になる。「医師の話だから」と知らん顔をしないで、しっかりと聞いて学んでいこう。

⑥ 先輩看護師の「技」を盗もう

技術を自分で練習していくことはとても大事である。だが、なかなか要領よくできないことを経験する。そんなときは「すごい」と思う先輩看護師はどんなふうにしているのか観察しよう。準備は？　テクニックは？　しっかりと見て「技」を盗もう。

また、患者への問診やケア時には先輩看護師は患者の状態をどのように把握し、判断しているのか、先輩に直接コツを聞くのもひとつである。

⑦ 百聞は一見に如かず

例として、事務職員から「待合の A さんがしんどいと言っています」と声がかかったら、どのように対応するだろうか。「どんな感じ？」と聞いたところで、すぐに返答があるとは限らない。実際に患者のもとへ行くことで、緊急に対応が必要かどうかの判断ができる。可能な限り、自分の「目」で確認しよう。

⑧ その日の振り返りをしよう

1 日の振り返りは可能な限り、その日に行おう。「こうした方がよかったかもしれない」と思うこと、覚えたこと、注意事項など、時間がたつほどに記憶は薄れる。また、その日の振り返りで、「今度は○○する」ことを必ず 1 項目はあげていこう。そうやって、できることを増やしていこう。

⑨ 本で勉強しよう

わからないことがあったとき、インターネットで調べればピンポイントですぐにわかる。これもひとつの方法であるが、本を読むことも大切である。ページを読み進めるうちに、ほかの興味のあることにつながる場合が多々ある。できれば購入し、自分のものとして学習することが望ま

しいが、病院図書室やナースステーションにあるものでもよいので、本で勉強してみよう。

⑩ 「先輩にもこんなときがあった」、努力しよう

　救急を希望してきた人のなかには、ドクターヘリやドクターカーに乗りたい、災害医療に携わりたいと意気込んできた人が多いのではないだろうか。その希望を叶えるには、数年の経験と、自立し、的確な判断ができることが必要となる。

　バリバリできる先輩看護師も新人のころは右往左往、「何からやればいいのかわからない」状況であったことは間違いない。日々、コツコツと頑張ろう！ 努力は必ず報われる。

　「目指せ！ バリバリの救急看護師」！

⑪ エンド・オブ・ライフケアに目を向けよう

　救急医療の場においては、あらゆる治療手段を講じても救命できず、短時間で死に至る患者も存在する。そのなかで、可能な限りその人らしく最後を迎えることができるよう援助することも、看護師の重要な役割である。救急看護師として、エンド・オブ・ライフケアに目を向けよう。

引用・参考文献
1）　清村紀子. "救急看護の場". 救急看護学. 第6版. 系統看護学講座 別巻. 東京, 医学書院, 2018, 23-40.

（芝田里花）

2章

救急看護師に
必要な対応

1 トリアージ

救急外来におけるトリアージ

　救急外来に来院する複数の患者に効率よく適切に対応するためのシステムとして、院内トリアージ（以下、トリアージ）がある。2022年度の診療報酬改定では、急性期充実体制加算に院内迅速対応システム（rapid response system；RRS）の導入が新設され、対応体制を確保することが求められている。

　RRSを起動させる看護師や対応する看護師は、患者を評価し、優先順位をつけて医療介入を行う必要があり、患者の評価を行うスキルとしてトリアージが注目されている。

トリアージとは

　トリアージとは、救急外来における業務の一過程であり、専門的な教育を受けた経験のあるスタッフが、批判的思考法（臨床推論）と標準化されたガイドラインを用いて患者の評価および治療の優先性を判断することである[1]。患者の第一印象（重症感）から蘇生処置の見きわめと実施、患者の症状や身体所見から病態を予測して、治療介入をふまえた時間管理への理解と対応が求められる。そのうえで救急外来全体の資源をいかにうまく割り当てるかを考えて、患者を最適な場所へ誘導する。

　たとえば、「この患者は心筋梗塞の可能性が高いので、緊急カテーテルに出棟する可能性が高い。日本循環器学会のガイドラインで推奨されているDTBT（door-to-balloon time）90分以内を目標に、循環器医師への相談と周りのスタッフにも応援を依頼して対応しよう」など、トリアージ後の対応を予測して行動する。

　それゆえに、トリアージの目的 **表1**[1] は、患者の評価を行うだけでなく、救急外来全体をコントロールする役割を含んでおり、トリアージナースは多様な知識と技術を備えておく必要がある。

緊急度と重症度

　患者の評価を行う際には、緊急度・重症度の概念を理解しておく必要がある。「緊急度」は、

表1 院内トリアージの目的

①現在の症状を評価し、緊急度を決定する
②患者を緊急度判定のカテゴリーに当てはめる
③適切な治療を受けるまでの過程を決定する
④効果的・能率的に業務を遂行するために、適切な人的医療資源を割り当てる

（文献1より転載）

重症化（死亡あるいは機能障害）に至る速度、あるいは重症化に至るまでの時間的猶予である。「重症度」は、病態が生命予後あるいは機能予後（時に整容の予後を含む）に及ぼす程度である。重症度には時間の因子は関与しない。

　緊急度の概念図にあるように 図1 [2]、緊急度が高いほど死亡・機能障害に至るまでの速度が速く、グラフの坂の傾きが急であることがわかる。トリアージでは、個々の患者の緊急度と重症度を確認し、診察開始の優先度を判定する。

トリアージナースの役割

　トリアージを行う看護師は、救急領域の看護経験3年以上を有し、専門的なトレーニングを受けたうえで、トリアージナースとしての責任と自覚をもって役割を果たす必要がある 表2。

トリアージの実際

　患者の評価は、プロセスに沿って指標を用いて緊急度を判断する。指標として、日本で普及しているトリアージガイドラインに JTAS（Japan Triage and Acuity Scale）がある 表3。評価文援のための因子を使用して、一定の質を担保した判定を行うことができる。ガイドラインはあくまでもツールの1つであり、単に当てはめて使うものではないことを理解して上手に活用する。

　トリアージはプロセス 図2 に沿って、患者が来院してから10〜15分以内に実施する。そのた

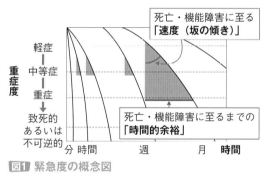

図1 緊急度の概念図

（文献2より転載）

表2 トリアージナースの役割

①患者の緊急度判定を行う
②患者を適切な治療場所へ誘導し、治療プロトコルに沿った初期介入・応急処置を行う
③緊急度判定を実施した患者の再評価を行う
④患者の流れを調整する
⑤患者・家族と良好なコミュニケーションを図り、信頼関係を築く
⑥トリアージの記録を行う（再評価を含む）
⑦医療従事者と良好なコミュニケーションを図り、適切に情報共有を行う
⑧医療従事者間の調整を行う

表3 JTAS 緊急度レベルと評価時間

区分	診察までの時間	レベルの定義	再評価時間
レベル1 蘇生	即時	生命または四肢を失うおそれ（または差し迫った悪化の危険がある状態）があり、積極的な治療がただちに必要な状態	ケア継続
レベル2 緊急	15分	潜在的に生命や四肢の機能を失うおそれがあるため、医師による迅速な治療介入が必要な状態	15分ごと
レベル3 準緊急	30分	重篤化し救急処置が必要になる潜在的な可能性がある状態。強い不快な症状を伴う場合があり、仕事を行ううえで支障がある、または日常生活にも支障がある状態	30分ごと
レベル4 低緊急	60分	患者の年齢に関連した症状、苦痛と感じる症状、潜在的に悪化を生じる可能性のある症状で、1～2時間以内の治療開始や再評価が望ましい状態	60分ごと
レベル5 非緊急	120分	急性期の症状だが緊急性のないもの、増悪の有無にかかわらず慢性期症状の一部である場合	120分ごと

（文献1より作成）

患者到着・受付

トリアージ
①第一印象による重症感の迅速評価：3～5秒
②感染対策
③フィジカルアセスメント：自覚症状の評価、他覚所見の評価
　（効果的な問診、身体診察、バイタルサインの測定と評価）
④疼痛スコア、既往歴による付加的因子の検討
⑤緊急度レベルの判断：来院から10～15分
⑥再評価

緊急度：高	緊急度：中	緊急度：低
蘇生室に搬入 ・モニタリング開始	目の届く場所（ベッド）で待機 ・モニタリング考慮	待合で待機 ・症状出現時の指導

再アセスメントは継続的に行う

図2 トリアージのプロセス

め、効率よく行う必要があり、焦点を絞った情報収集と迅速な判断が求められる。

① 第一印象による重症感の迅速評価

　患者が来院して視界に入ったときから重症感の評価は始まっている。ただちに医療介入が必要な状態かどうかを五感をフル活用して、3～5秒で、ABCDE（気道、呼吸、循環、意識、外表と体温）の評価を行う。

② 感染対策

　感染拡大を予防するため、すべての患者に対して感染性疾患のスクリーニングを行う。また、患者の状態に合わせて隔離やゾーニングなどの感染対策を行う。

表4 第一印象（重症感）の評価（ABCDE 評価）

評価項目	観察ポイント（危険な徴候に気づく）
A：気道	発声の有無、呼吸に伴う異音
B：呼吸	呼吸運動（速い・遅い・努力様）、呼吸に伴う異音
C：循環	皮膚の蒼白、チアノーゼ、冷汗、末梢冷感
D：意識	呼びかけへの反応
E：外表と体温	苦悶様表情、姿勢・肢位、出血の有無

表5 問診例

自由回答式	選択回答式
今日はどうされましたか？ 〈5W1H〉 Who：誰が　→私 Why：なぜ　→特にきっかけはない When：いつ　→今日の 8 時ごろから What：何が　→下腹部に痛みがある Where：どこで　→朝食後から How：どのように　→キリキリと差し込むような痛みがある	・痛みはずっと続いていますか？ 　波がくるような間欠的な痛みですか？ ・吐き気はありますか？ ・下痢はしていますか？

③ フィジカルアセスメント：自覚症状と他覚所見の評価

　患者本人に来院した理由を確認する。複数の症状を訴える、来院理由がよくわからないといった場合は、会話や患者の様子から気になる点について情報収集を広げていく。

　病歴聴取の際には、5W1Hによる自由回答式（オープンクエスチョン）の質問を行い、症状に関する詳細を聞き出し、特定の項目に関する答えを促すために選択回答式（クローズドクエスチョン）の質問を足していく**表5**。問診方法は、「OPQRST」「SAMPLER」**表6** などのツールをもとに系統的に行うことで、ポイントを絞った情報収集となる。これをもとに、「よくある疾患」「見落としてはならない疾患**図3**」を念頭に置き、問診の情報を裏付けるための他覚所見（身体所見とバイタルサイン）の評価を加える。そして、バイタルサイン値から病態の程度を見きわめて**表7**[3]、統合して緊急度を決定する。

　トリアージではあくまでも患者の評価を行うのであって、診断（疾患の特定）をするわけではないことに留意し、時間をかけすぎないようにする。

社会的背景への配慮

　小児虐待や高齢者虐待、ドメスティックバイオレンスなど、社会的支援が必要な患者は、時間外の救急外来へやってくることが多い。そのため、施設でフローを決めて対応する。また、超高齢社会に伴い、独居老人や老老介護などの問題を抱える患者は増加している。

　医療従事者として最初に患者に接触するトリアージナースは、緊急度判定だけでなく全人的な

表6 問診ツール：OPQRST・SAMPLER

O (onset)：発症様式	いつからか、急激か、緩慢か
P (provoking factors)：増悪・緩和因子	症状を軽減または悪化させる要因はあるか
Q (quality of pain)：症状の性質	どのような痛みか、症状のつらさがあるか
R (region/radiation)：部位 / 放散痛の有無	痛む場所、症状のある場所はどこか
S (severity of pain)：症状の程度と随伴症状	最小の痛みを 0（ゼロ）、最大の痛みを 10 として現在の痛みを数字で表すとどのくらいか、ほかに症状はあるか
T (time)：時間経過	どのくらい続いているか
T (treatment)：治療	何らかの薬を服用したか、何らかの治療を行ったか、効果があった・なかった治療は何か

S (symptom)：主な症状
A (allergy)：アレルギー
M (medication)：服薬歴
P (past medical history/pregnancy)：既往歴 / 妊娠歴
L (last meal)：最終飲食時間
E (event)：現病歴
R (risk factor)：危険因子

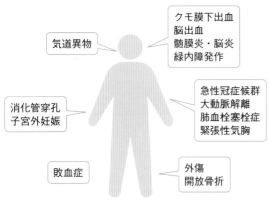

クモ膜下出血
脳出血
髄膜炎・脳炎
緑内障発作

気道異物

急性冠症候群
大動脈解離
肺血栓塞栓症
緊張性気胸

消化管穿孔
子宮外妊娠

敗血症

外傷
開放骨折

図3 見落としてはいけない疾患

表7 バイタルサインと緊急度

①バイタルサインが正常範囲（基準値）から離れるほど緊急度は高い

②バイタルサインが基準値から短時間で逸脱していくほど緊急度は高い

③バイタルサインが急激に変化するほど緊急度は高い

④バイタルサインのいずれか一つでも基準値から急激に離れると緊急度は高い

（文献 3 より転載）

視点で患者の評価を行い、早期解決に向けて医療従事者と情報共有を行う。日常的に患者をケアしている看護師は、救急患者の多様なニーズを短時間で捉えるトリアージの役割が適任である。

引用・参考文献
1) 日本救急医学会ほか監修．"モジュールⅠ緊急度判定の基本"．緊急度判定支援システム JTAS2017 ガイドブック．東京，へるす出版，2012，8-9，20-3，34．
2) 森村尚登ほか．緊急度判定の体系化；発症から根本治療まで．日本臨床救急医学会雑誌．19（1），2016，60-5．
3) 日本救急看護学会監修．救急初療看護に活かすフィジカルアセスメント．東京，へるす出版，2018，43．

（多賀真佐美）

2 心肺蘇生法

心肺蘇生法とは

　心肺蘇生法（cardiopulmonary resuscitation；CPR）とは、心肺機能が停止した状態にある傷病者の自発的な血液循環および呼吸を回復させる手技[1]を指し、一次救命処置（basic life support；BLS）と二次救命処置（advanced cardiac life support；ACLS）に分かれる。

　CPRは傷病者の救命を目的として行う。心肺機能が停止した傷病者のCPRが3〜4分以上遅れてしまうと、脳が無酸素状態となることで脳の不可逆性変化を起こす。つまり、傷病者の救命が行えたとしても、意識が戻らないなど、何らかの後遺症を残すことになってしまう。医療従事者は迅速かつ効果的なCPRが実施できるように、知識と技術を習得しておく必要がある。

BLS

　BLSは医療従事者だけでなく、一般の人も実施することができるCPRである。本稿では、院内でのBLSに焦点を置いて説明する。BLSのアルゴリズムを **図1**[1]に示す。青枠は発見者が行う手順を、オレンジ枠はBLSのポイントを示している。

　患者の急変時には慌ててしまい、感染対策が不十分になりがちだが、少なくとも手袋・マスク・アイシールドを装着する。応援が到着すれば、患者に関わる医療従事者はビニールエプロンを装着する。そのため、日ごろから救急カートなどに準備しておくと確実である。

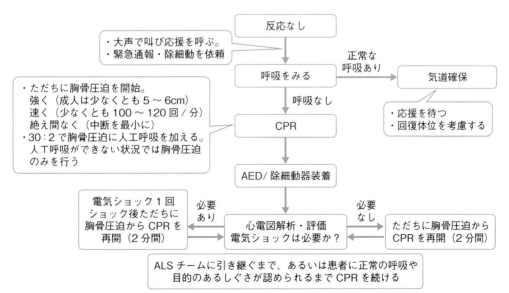

図1 BLSアルゴリズム

（文献1より改変）

① 意識（反応）の確認

意識（反応）を確認するために「わかりますか！ 大丈夫ですか！」などと呼びかける。同時に、両肩を軽く叩きながら患者の反応を確認する図2。麻痺などのある患者の場合は刺激が伝わりにくいため、両肩を軽く叩いて反応を確認する。

ここでいう患者の反応とは、「目を開ける」「何らかの応答がある」「合目的なしぐさがある」ことを指す。反応がある場合は、そのまま患者の状態を観察するが、反応がない場合は、その場を離れずに応援を呼ぶ。

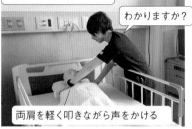

反応があるとは
・目を開ける
・何らかの応答がある
・合目的なしぐさがある

わかりますか？

両肩を軽く叩きながら声をかける

図2 意識（反応）の確認

② 応援要請

応援要請とは、その場を離れずに、「○号室の患者さんが急変です。誰か来てください。AED、救急カート、モニタを持ってきてください」と伝えることである。発見者はCPRの開始を遅らせないためにも、その場を離れないことが原則である図3。病室には、ナースコールのほかに緊急コールなどの急変を知らせるボタンが設置されていることもあるので、自施設の設備を確認しておく。

応援要請は、どこで、何が起こっているのかを伝えるため、「○号室の患者さんが急変です」と簡潔に伝える。「人」と「物」を同時に依頼することが必要であり、質の高いCPRを行うために「AED、救急カート、モニタ」は必ず依頼しよう。

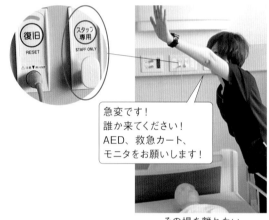

復旧
RESET

スタッフ専用
STAFF ONLY

急変です！
誰か来てください！
AED、救急カート、
モニタをお願いします！

その場を離れない

図3 応援要請

③ 呼吸をみる

応援要請を行った後、応援が到着するまでに患者の状態を評価していく。まずは、正常な呼吸をしているかどうかを判断する。舌根沈下などで気道が閉塞している可能性があるため、頭部後屈顎先挙上法で気道を確保する図4左。頸椎損傷が疑われる場合は、下顎挙上法で気道を確保する。

呼吸の確認には時間をかけないことがポイントである。胸と腹部の動きを見て図4右、呼吸を感じて、正常な呼吸がなければ心停止と判断する。判断に迷う呼吸として、死戦期呼吸（しゃくりあげるような顎の動き）があるが、この場合は心停止と判断して、すぐに胸骨圧迫を開始する。

頭部後屈顎先挙上法

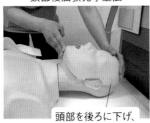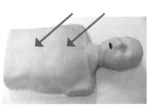

頭部を後ろに下げ、
下顎を挙上させる

胸や腹部の動きを見る

図4 気道確保と呼吸の確認
確認に時間をかけすぎない。
呼吸と頸動脈の拍動確認を 10 秒以内で行う。

④ 心停止の判断

　心停止の判断は、胸鎖乳突筋の前方内側にある頸動脈の触知の有無で行う。患者の喉仏から医療従事者の人さし指・中指・薬指の指先を手前にスライドさせるのがポイントである図5。しかし、熟練した医療従事者でも、頸動脈触知の判断は難しい。

　呼吸の確認と同様に、頸動脈触知の有無の確認には時間をかけすぎないことがポイントである。迷う、わからない場合は、心停止と判断して、胸骨圧迫を開始する。

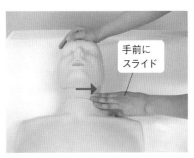

手前に
スライド

図5 頸動脈触知による心停止の判断
脈拍確認に自信がもてないときは、呼吸の有無の確認に専念する。

⑤ CPR（胸骨圧迫）

　CPR において胸骨圧迫は、最も大切な技術である。胸骨圧迫比率（蘇生が継続している時間の比率）は少なくとも 60％以上とし、理想的には 80％を目指す。

胸骨圧迫のポイント

　胸骨圧迫は以下の 4 つがポイントになる。

①強く（5cm 以上、6cm を超えない）

②速く（100〜120 回 / 分）

③絶え間なく（中断は最小限に）

④圧迫解除はしっかりと

　胸骨圧迫を行う位置は、胸骨の下半分（目安としては胸の真ん中もしくは乳頭と乳頭を結んだ線の中間）に片方の手の基部を置き、もう一方の手を重ねて圧迫する。このときに剣状突起を圧迫しないように注意する。

胸骨圧迫をするときの姿勢

　胸骨圧迫の姿勢は、肘を伸ばして曲がらないようにし、真上から垂直に力強く圧迫する図6図7。また、救急カートが到着したら、必ず背板を入れることも忘れないようにしよう。

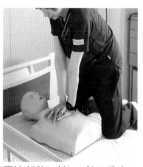

両手の力を加える部位

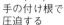

手の付け根で　　　手を組む場合
圧迫する

圧迫部位に対して腕は垂直に
深く押す。

図6 正しい胸骨圧迫の姿勢

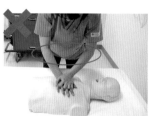
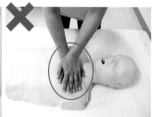

・肘関節を屈曲させる
・手のひら全体での圧迫
・剣状突起を押す
・無理をして続ける
・交代に時間をとらない

図7 よくない胸骨圧迫

　胸骨圧迫をするときのポイントとして、患者の腋を見るように姿勢を整えると、体重をかけられるため力強く胸骨圧迫ができる。

継続して行う

　CPRの目的は、患者の救命および生命予後を維持することである。胸骨圧迫は、心臓のポンプ機能を維持するために、可能な限り中断せずに実施することで、患者の脳の循環を維持することにつながる。中断する場合は10秒以内とし、患者に何らかの反応があるときや、AEDの解析時以外は胸骨圧迫を継続して実施する。

　また、1人では質の高い胸骨圧迫を継続することが難しいため、1～2分ごとに、疲れを感じる前に交代する。

⑥ 環境の整備（応援が到着したら）

　発見者は胸骨圧迫を絶え間なく行うが、応援者が駆けつけたら胸骨圧迫を交代してもらい、まず環境の整備を行う。CPRが行われている場面には、多くの医師や看護師が駆けつける。発見者や応援者が安全にCPRを行うためには、ベッド周囲の環境を整えておく必要がある。

　バッグバルブマスクを用いた人工呼吸や、医師が到着してから気管挿管を行うことも予測され

るため、頭元のベッド柵は外し、スペースを確保しておく図8。また、ベッドの高さを上げておくとスムーズにACLSに移行することができる。

⑦ バッグバルブマスクを用いた人工呼吸

応援で「人」と「物」が到着したら、バッグバルブマスクを用いた人工呼吸を開始する。手順は、以下の通りである。

①救急カートからバッグバルブマスクを取り出す。

②付属している酸素延長チューブをバッグバルブマスクと酸素供給装置に接続する。

③酸素流量を上げ、バッグバルブマスクのリザーバーが膨らむことを確認する。

④一方の手でバッグ部分を支え、もう一方の手で患者の鼻と口をしっかり覆うようにマスクを圧着させる。圧着のポイントは、親指と人さし指が「C」の形になるようにすることである。

⑤もう一つのポイントは、中指、薬指、小指が「E」の形になるように、患者の下顎にかけて、気道を確保することである。

⑥バッグを押して空気を送り込む。心肺停止の患者の場合、1秒かけて胸が上がる程度に換気する。

⑦CPRは、胸骨圧迫と人工呼吸を30：2の割合で実施する図9。

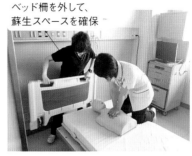

ベッド柵を外して、蘇生スペースを確保

図8 応援が到着したら

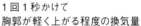
1回1秒かけて
胸郭が軽く上がる程度の換気量

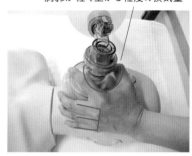

図9 バッグバルブマスクを用いた人工呼吸

胸骨圧迫：人工呼吸は30：2。

⑧ AEDの実施

AEDが到着したら、AEDの蓋を開ける。多くのAEDは蓋を開けると自動で電源が入るが、電源ボタンがあるAEDも一部にはある。AEDの電源を入れた後は、音声メッセージに従って実施する図10　表1。胸骨圧迫は、AEDの解析直前まで実施する。

AED装着の注意点

AEDは致死的不整脈（心室細動／無脈性心室頻拍）に対して実施されるため、解析で致死的不整脈であると確認した場合は、ショックボタンを押す必要がある。一方で、同じ心停止でもasystole/PEA（心静止／無脈性電気活動）の場合、除細動の適応とならない。

AEDからは「ショック不要です」と音声が流れるが、蘇生したということではない。続けて「ショック不要です。胸骨圧迫を継続してください」という音声が流れるので、音声をしっかりと確認して、胸骨圧迫を開始する。胸骨圧迫を中断するのは、患者に何らかの反応があるときと、AEDの解析を行っているときだけなので、注意が必要である。

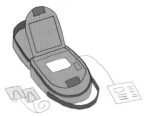

・AED の蓋を開ける
・パッドを準備する
・パッドを装着する

機械を開ける

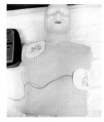

パッド装着基本位置

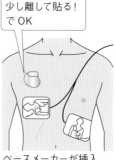

少し離して貼る！
で OK

ペースメーカーが挿入
されている場合

図10 AED の使い方

表1 パッド装着時の注意点

・体が濡れていたら、拭いて貼る
・多毛（胸毛）の場合、一度パッドを貼って、剥がして除毛する
・乳房が大きい場合、左パッドを側胸部か左乳房下に装着して、乳房組織を避ける
・貼付薬剤は剥がす
・妊娠女性の場合、胎児には影響はないため、一般成人と同じように使用する

ACLS

　ACLS は、医師または十分に訓練を受けた人が、医師の指導のもと、器具や医薬品を用いて行う CPR のことをいう。たとえば BLS におけるバッグバルブマスクでの人工呼吸は、ACLS では気管挿管などを通じての人工呼吸となる。また胸骨圧迫は、ACLS では薬剤投与を伴う。

① 気管挿管の目的

　気管挿管の目的は、①自発呼吸停止時の気道確保、②呼吸機能の悪化時や呼吸筋疲労の改善、③全身麻酔時の換気の維持である。ACLS における気管挿管の多くは、自発呼吸停止時の気道確保を目的としている。

② 気管挿管の準備

環境の整備

　気管挿管を行うための準備として、まず環境を整備する。気管挿管は、医師が患者の頭元に立つため、ベッドの頭元にスペースを確保する必要がある。ベッドの頭元にはベッド柵がついているため、慌てずにベッド柵を外して、邪魔にならない場所に置く **図11**。

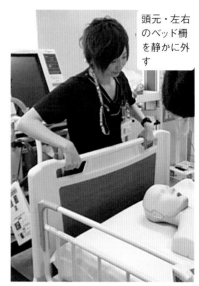

頭元・左右
のベッド柵
を静かに外
す

図11 環境整備

必要物品の準備とチェック

　次に気管挿管に必要な物品を、救急カートから取り出し準備する。図12に示す物品を使用するが、施設によってカフ圧計がないこともある。自施設の救急カートの物品を確認しておこう。

　バッグバルブマスクとジャクソンリースの違いは、酸素投与がなくても使用可能かどうかである図13。バッグバルブマスクは、酸素の配管がなくても人工呼吸を開始できるメリットがあるため、CPR中はバッグバルブマスクを使用することが多い。ジャクソンリースは、高流量の酸素を投与できるメリットがある。患者が蘇生した後の移動や検査出棟時には変更も考慮する。

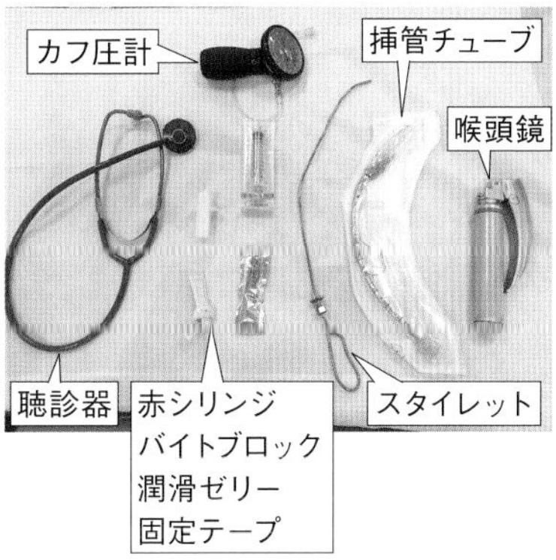

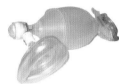

図12 必要物品

必要物品のチェックポイント 図14

①喉頭鏡の電球は点灯するか？

②喉頭鏡のサイズは適切か？

　通常は4号、体が大きい人は5号、小さい人は3号

③挿管チューブの選択は適切か？

　成人男性は 8.0〜9.0mm、成人女性は 7.5〜8.0mm

④挿管チューブのカフの損傷はないか？

⑤スタイレットは挿管チューブ先端手前 2cm で止めているか？

⑥吸引器はすぐに使用できるか？

バッグバルブマスク　　　**ジャクソンリース**

酸素投与がなくても使用可能。　酸素投与がなければ使用不可。

図13 バッグバルブマスクとジャクソンリースの違い

喉頭鏡のサイズ

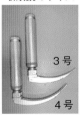

3号

4号

喉頭鏡のチェック

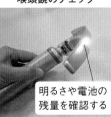

明るさや電池の残量を確認する

挿管チューブのチェック

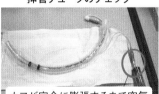

カフが完全に膨張するまで空気を入れ、確認する。
確認後はカフ内の空気を完全に抜く

挿管チューブへのスタイレット挿入

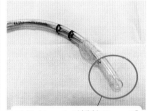

スタイレットが挿管チューブの先端から出てしまうと、気管を傷つけてしまう

図14 準備物品のチェックポイント

③ 気管挿管の介助

喉頭鏡を渡す

喉頭鏡を医師に渡すときは、喉頭鏡のブレードの先端を患者の足側に向けて渡す。また、挿管をする医師が持ちやすいように、介助者は持ち手の上部を持って渡す 図15 。

口腔内の確認

医師が喉頭展開をしたときに、口腔内を確認する。入れ歯がある場合は、誤って飲み込んでしまうことがあるため、必ず気管挿管前に外しておく。また、喉頭展開の手技によって、ぐらついた歯が折れてしまう可能性があるため、残存している歯が何本あるかをあらかじめ確認しておく。

口腔内に嘔吐物や血液があると、医師は迅速に気管挿管を行うことができない。すぐに吸引ができるように準備しておく 図16 。

挿管チューブを渡す

気管内に入れる挿管チューブは、清潔でなければならない。介助者は挿管チューブの清潔区域を意識し、挿管チューブの上部を持って医師に渡す。医師は声門から目を離せないので、医師がつかみやすいように、医師の利き手に挿管チューブを渡す 図17 。

スタイレットを抜く

気管内に挿管チューブが入ったことを医師に確認したら、挿管チューブ内のスタイレットを抜く。スタイレットを抜くときに、挿管チューブが一緒に抜けてしまう可能性がある。挿管チューブが抜けないように、片方の手で挿管チューブを保持しながらスタイレットを抜くようにする 図18 。

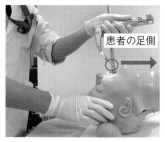

図15 喉頭鏡を渡す

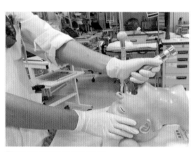

図16 口腔内の確認

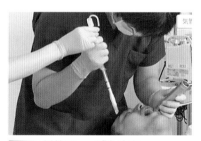

図17 挿管チューブを渡す

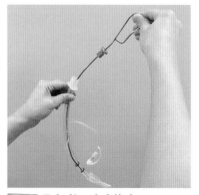

図18 スタイレットを抜く

カフを入れて固定

　スタイレットを抜いた後は、カフに約10mLの空気を入れる 図19 。カフを入れた後は、カフ圧計（20〜30mmH$_2$O）での確認が必要である。入れたカフが少ない場合は抜けやすく、多い場合は潰瘍形成のリスクがある。

　空気を入れるシリンジは、薬剤と見分けがつくように色付きのシリンジを使用する。色付きのシリンジが準備できない場合は、シリンジの表示に工夫が必要となる。

正しい気管挿管のチェック

　気管挿管では、左右の前胸部と側胸部、心窩部の5点を聴診で確認する。

　解剖学的に右肺野に気管挿管（片肺挿管）される可能性が高いため、右側が聞こえていたとしても、必ず左肺野の聴診も行う必要がある。心窩部で聴診された場合は、挿管チューブが食道に入っている可能性がある。片肺挿管や食道挿管がされている場合は、再挿管が必要となる 図20 。

テープでの固定方法

　テープは上顎から固定すると、緩みにくくなる。また、らせん状に固定するのではなく、同じ位置にテープを巻きつけると固定が強化され、抜けにくくなる 図21 。ただし、施設によってテープの固定方法は異なるので、自施設のマニュアルなどで確認しておこう。

④ アドレナリンの投与

　ACLSでは、医師の指示によってアドレナリンの投与が行われる。アドレナリンの半減期は3〜5分なので、日本赤十字社和歌山医療センター（以下、当センター）では4分間隔で投与を行っている。アドレナリン投与時には、心停止の4つの波形を確認してから投与するが、医師の口頭指示を確認しよう。

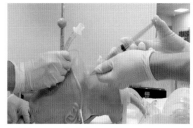

図19 カフを入れて固定

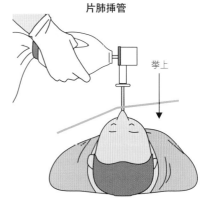

片肺挿管

挙上

片肺挿管した場合
片側の胸郭だけが挙上

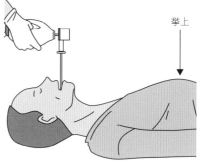

食道挿管

挙上

誤って食道に挿管した場合
腹部が挙上

図20 正しい気管挿管のチェック
（バッグ換気）

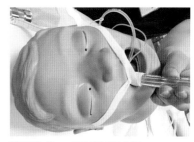

図21 テープでの固定方法

心停止の4つの波形

　心停止の波形には心静止（asystole）、心室細動（ventricular fibrillation；VF）、無脈性心室頻拍（pulseless ventricular tachycardia；pulseless VT）、無脈性電気活動（pulseless electrical activity；PEA）の4つがある。

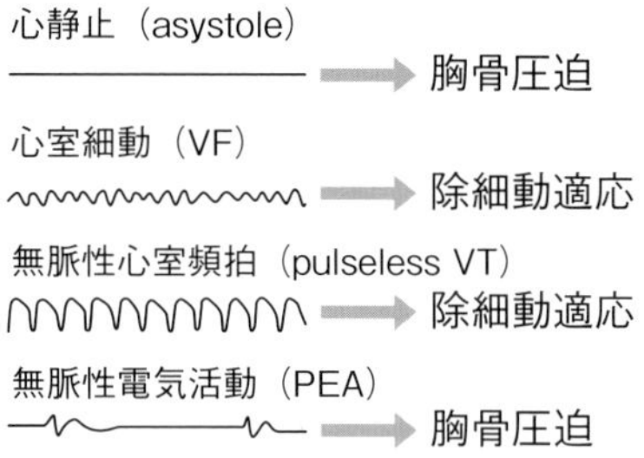

　心室細動（VF）と無脈性心室頻拍（pulseless VT）の場合、除細動の適応となる。除細動が行われた後は、すぐに胸骨圧迫を開始する。心静止（asystole）、無脈性電気活動（PEA）の場合、除細動は行われないが、すぐに胸骨圧迫を開始する必要がある 図22。

心静止（asystole）
─────────── ➡ **胸骨圧迫**

心室細動（VF）
〜〜〜〜〜〜〜〜 ➡ **除細動適応**

無脈性心室頻拍（pulseless VT）
ﾊﾊﾊﾊﾊﾊﾊﾊ ➡ **除細動適応**

無脈性電気活動（PEA）
──┴──┴──┴─ ➡ **胸骨圧迫**

図22 4つの心停止時の波形

心肺蘇生中の記録

　心肺蘇生の記録は、看護師にとって重要な役割の一つである。

　心肺蘇生の記録では「時間」がとても重要となるため、経時記録で残すようにする 表2。経時記録で重要となるのは、「急変を発見した時間」「CPRを開始した時間」「心肺蘇生中の処置や心電図波形」「患者の自己心拍が再開した時間」である。確実に記録に残すようにしよう。

　記録はカルテ開示を求められることもあるため、誰が見てもわかる、適切な用語を使う、客観的な表現で記載する。

表2 記録の内容

①患者の状態や状況
②バイタルサインやモニタの情報
③いつ（5W1H）
④どこで（5W1H）
⑤誰が（5W1H）
⑥誰の指示で（5W1H）
⑦何を（5W1H）
⑧なぜ（5W1H）
⑨どのように（5W1H）
⑩行った処置やケア、患者の反応
⑪家族への説明内容と反応
⑫経時的に記載（正確な時間）

院内の急変対応の連絡体制とRRS

　院内には患者の急変時に迅速に対応できるように、急変対応の連絡体制が整っていることが多い。当センターでは「9999コール」を行うと、医師・看護師・事務職員など院内の職員が駆けつけるシステムがある 図23。「9999コール」は当センターでの名称だが、ほかにも「コードブルー」や「スタッドコール」という名称で運用されている施設もあるだろう。心肺蘇生が必要となった患者を発見した場合、応援要請と同時に院内の急変対応システムを活用しよう。

　また近年は、院内迅速対応システム（rapid response system；RRS）や rapid response team（RRT）が注目されている。RRSとは、「院内心停止になる前に早期に患者の急変に気付き、心停止になる前に介入することで、予後を改善するためのシステム」で、一般病棟における患者の

平日・時間内

※病棟以外で発生した場合は、ER看護師が対応し、医師が到着した時点でERか集中治療室のどちらか近い方に搬送する。

院内でCPA、またはそれに準じた緊急事態

発見者は蘇生対応し、応援を求める
緊急処置（CPRなど）を行う

近くに医師がおらず緊急処置が必要なとき、人員が必要なときは9999コールをする
（「99番対応」と院内放送が入る）

①対応は主として、集中治療部の医師が行う
②当該病棟に居合わせた医師・上下階にいる医師も急行する
③人員がさらに必要なとき、また、専門科が必要な場合は集中治療部の医師が判断する
④看護師の応援はER看護師が行く
　※リハビリテーション室で発生した場合は、直近の病棟外来の看護師が応援に行く
⑤外来・検査室などで発生した場合は、9999コールし、緊急処置（CPRなど）を開始し、
　同時にERへの移動準備を行う。

主治医（または代行医師）に引き継ぎ、
応援が不要となれば、速やかに現場を離れる

休日・時間外

※病棟以外で発生した場合は、ER看護師が対応し、医師が到着した時点でERか集中治療室のどちらか近い方に搬送する。

院内でCPA、またはそれに準じた緊急事態

発見者は蘇生対応し、応援を求める
緊急処置（CPRなど）を行う

9999コールをする

管理当直が対応する。
救命救急・CCU・SCU勤務医師と師長にPHSで連絡する。「99番対応お願いします。
○病棟です」と伝える

要請を受けた医師は現場に急行し、蘇生を引き継ぐ

主治医（または代行医師）に引き継ぎ、
応援が不要となれば、速やかに現場を離れる

図23 院内緊急事態（99番対応）連絡体制（例）

予後不良因子を少しでも取り除くことを目的としている**表3**。

　基本的に病棟における患者の変化に対する対応であり、その主体は主治医または主科当番医による対応となる。日常診療中の処置・検査・外来などのため対応が不可能な場合も含め、一定のコール基準を満たした場合に、起動準緊急での初動対応を実施するチームが編成されている場合が多い。

　当センターでもRRSが導入されており、RRTは医師のほかに認定看護師や特定行為研修を修了した看護師がメンバーとなり対応している。

表3 RRSコール基準（例）

呼吸器系	呼吸数 8 回 / 分未満、36 回 / 分以上、新たな呼吸苦の出現
	5 分以上にわたる新たな SpO_2 85%以下
循環器系	新たな症状を伴った心拍数 40 / 分以下と 130 / 分以上、心拍数 160 / 分以上
	5 分以上にわたる収縮期血圧 90mmHg 未満、200mmHg 以上程度の変化の出現
	新たな胸痛、ニトログリセリンに反応しない胸痛
	症状を伴う新たな異常な脈
神経系	急激な意識消失、新たな意識状態の変化、歩行障害
	意識障害に伴う急激な転倒、新たな脳卒中、けいれん
	新たな顔面や四肢の麻痺
それ以外として	看護師の「いつもと違う」という印象

※いずれの場合においても、主治医または主科当番医への連絡・相談は必須である。
　その際、基本的には同時に RRT への連絡もなされており、特殊な状況（治療コード上の問題
　や、主治医からの非介入依頼など）を除き RRS は起動となる。

引用・参考文献

1) Panchal, AR. et al. Part 3: Adult Basic and Advanced Life Support: 2020 American Heart Association Guidelines for Cardiopulmonary Resuscitation and Emergency Cardiovascular Care. Circulation. 142(16_suppl_2), 2020, S366-468.
2) 日本救急医学会. 医学用語 解説集. 心肺蘇生法. https://www.jaam.jp/dictionary/dictionary/word/0404.html
3) 日本救急医学会 ICLS コース企画運営委員会 ICLS コース教材開発ワーキング編. 小倉真治監修. 山畑佳篤著. 改訂第 4 版 日本救急医学会 ICLS コースガイドブック. 東京, 羊土社, 2016, 21-95.

（松島圭吾）

3 感染対策

救急看護師の感染対策の特徴

救急看護師の活動領域は、主に初療と、集中治療室・救急病棟である。また、それぞれの施設により、救急部門の医療体制は集中治療室型、救急初期診療型、ER型、各科相乗り型などに分類されている。

救急看護師はそのような体制のなかで、感染対策を講じながら救急医療に対応し、救急看護を展開している。したがって、救急看護師が所属している部署により、①確定診断、病状・病名が限定され、救急看護を提供する場合と、②患者が主訴（症状）を訴えて来院し、救急看護を提供する場合に大別される。

それに加えて感染対策として、感染性疾患などへの対策および看護や、患者の治療を阻害する感染の防止、また救急看護師自身が感染しないこと、伝播させないことを目的とした環境整備の実践などがある。

標準予防策の基本的な考え方

少しだけおさらいをしよう。すべての人は感染の可能性がある病原体を保有していると考え、血液・体液・粘膜などに触れる可能性のあるときは、患者に触れる前後で手指衛生を行い、個人防護具（personal protective equipment；PPE）を用いることが標準予防策の基本的な考え方である 図1。

看護師は標準予防策を遵守し、さらに病原体および感染症の特徴をもとに、接触予防策、飛沫予防策、空気予防策の感染経路別予防策を追加し、対応する 図2 表1。

感染リスクを高める救急領域特有の要因

救急外来には、さまざまな症状を呈した患者が昼夜を問わず受診に訪れたり、救急車で来院したりする。その症状は限定した疾患ではなく、意識障害、心肺停止、胸痛、腹痛などの症状・現象などについての対応が求められる。

また、意識障害の患者や、呼吸管理のため緊急で気管挿管の治療が必要になった患者などからは、その患者自身の情報を得ることが難しい。症状が不明確であるだけでなく、まず、身元を探すところから始まることもある。患者の背景などを確認したり、症状などの問診ができないだけでなく、家族から現病歴や既往歴などの情報を得ることができない場合もある。

このように、情報が少ない、または情報が得られないような状況において、標準予防策を実施しながら、感染経路別予防策が必要かをアセスメントし、必要あれば速やかに予防策を追加する。

救急外来では患者の救命のため、速やかに患者介入をしながら、診断および治療が同時にでき

すべての人の			
血液	汗を除く すべての体液・ 分泌物・排泄物	粘膜	損傷した皮膚 （創のある皮膚）
上記は、感染の可能性があるとみなして対応する			

その実践項目は				
適切な手指衛生	PPE の適切な使用	呼吸器衛生／ 咳エチケット	患者の配置	患者ケア物品、医療 機器・器具の取り扱い
環境整備	布製品と洗濯物の 取り扱い	安全な注射処置	特殊な腰椎穿刺処置 のための感染対策	医療従事者の 血液媒介病原体への 曝露予防

図1 標準予防策

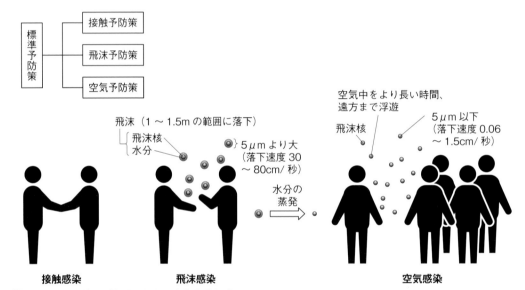

図2 標準予防策に感染経路別予防薬を追加する

表1 感染経路別の主な疾患および病原体

感染経路	主な疾患および病原体
接触感染	薬剤耐性菌、ノロウイルス、ロタウイルス、クロストリディオイデス・ディフィシルによる胃腸炎など
飛沫感染	インフルエンザ、風疹、マイコプラズマ肺炎、細菌性肺炎、新型コロナウイルス感染症（COVID-19）など
空気感染	肺結核、風疹、水痘、帯状疱疹ウイルスなど

るように看護を行わなければならない。侵襲的処置や身体所見の確認、検体採取などを行うが、処置を急ぐあまり、標準予防策がおろそかになったり、感染経路別予防策の追加が遅れるなどで、十分に防護できない状況が起こりやすい。そうすると、血液・体液曝露などにより、看護師自身だけでなく、職員や周囲の患者などへの感染リスクにもつながる。昨今流行している COVID-19

などの新興感染症に対しては、感染に関する特徴などを速やかに情報収集し、対応する必要がある。

　したがって、救急外来では感染のリスクが高いことを認識し、各施設にある感染対策マニュアルを遵守する必要がある。さらには情報収集に努め、感染経路別予防策を追加できるように意識しておく。また、速やかな対応が求められることや、多くの医療従事者が対応するため、共通の認識をもつことや、必要な対策方法の周知の難しさがあることを認識すべきである。

救急領域における感染対策の基本的な考え方

　救急領域では、標準予防策の実施や感染経路別予防策の追加に加え、身近なところでどのような感染症が流行しているのかを把握するだけでなく、輸入感染症など国外での感染状況も把握して感染対策を行う必要がある。

　さらに、救急領域の特徴として、デバイス関連の感染対策が重要となる。救急外来では、早急に各種カテーテルを挿入しなくてはならず、清潔操作が重要となる。

　救急外来に従事する職員は曝露しやすい環境にいるため、B型肝炎や麻疹・水痘・風疹・流行性耳下腺炎などの抗体の有無を把握し、必要時には免疫が獲得できるようにする。

感染対策の実施の工夫と課題

① 救急外来での標準予防策

　初療対応の際には、手の届く場所にPPEを設置することで、着け忘れを減らし、さらに患者が変わるたびにPPEが交換できるような工夫も大切である。使用したPPEはすぐに脱衣できるようにし、同じPPEでほかの患者の診療や看護を行うことがないようにする。PPEの着脱訓練や手指衛生の訓練を行うことも課題である。

② 救急外来での感染経路別予防策

　感染対策のために、トリアージナースは感染症に対してもトリアージを行い、オーバートリアージは許容するくらいでもよい。感染経路別予防策が必要であるとトリアージした場合には、躊躇することなく感染経路別予防策に基づいてPPEを選び、対応できるように知識と実践力を持ち合わせておく。

③ 感染対策の実際

　初療（救急外来）受け入れから入院までの一例を 表2 に示す。トリアージプロセスで観察をしながら、検査結果などによって感染対策を変更する必要が生じることもある。

表2 初療（救急外来）受け入れから入院までの一例

状況	感染対策
初療（救急外来） ・搬送入電：○歳代 男性 ・交通外傷、出血を伴う外傷を認めるが、詳細は不明	・出血の可能性があるため、血液に触れる可能性がある。標準予防策で受け入れる準備をする
・初療に入室し、初期診療および初期看護を実施 ・その後、X線、CTで肺に空洞化を認めたため、医師とともに情報を共有し、結核を疑う	・確定診断ではないが、結核を疑ったのであれば、追加で空気予防策（下記）を実施する。 ・サージカルマスクをN95マスクに変更 ・初療室を陰圧室に変更
集中治療室 ・陰圧個室での治療。各種デバイスなどの挿入	・陰圧個室に入室し、空気予防策を継続。VAP（人工呼吸器関連肺炎）、CRBSI（血管内留置カテーテル関連感染）の感染対策をバンドルとして行う ・これらが効果的に行われているのかをサーベイランスで評価する
・結核が否定された	・陰圧個室を解除し、標準予防策に変更
その後の経過で、以下が判明した ・尿路感染を疑い、細菌尿で耐性菌が見つかった ・喀痰から耐性菌が検出された	・接触予防策の追加 ・飛沫予防策の追加

当院における COVID-19 対応

　感染に関する情報を適宜入手しながら、その治療方法や対応方法を絶えず考慮し、実践する必要がある。多くの情報に振り回されるのではなく、適切な情報が得られるようにしておく。

　そのために救急看護師は、感染症看護専門看護師、感染管理認定看護師や急性・重症患者看護専門看護師、救急看護認定看護師、集中ケア認定看護師、クリティカルケア認定看護師などの専門・認定看護師らと情報を共有し、さらには主治医だけでなく、感染対策チーム（infection control team：ICT）とも日々の情報を共有し、適宜対策をしていかなくてはならない。

① 初療（救急外来）での対応：オーバートリアージ

　現在、感染に対する初療におけるトリアージは、オーバートリアージで対応している。COVID-19の濃厚接触者だけでなく、発熱、咳の情報だけでもCOVID-19を疑い、エアロゾル発

生のリスクを考慮して対応している。

② 当院 ER における COVID-19 対策

　COVID-19 の感染力の強さから自身の身を守り、感染拡大の要因とならないようにする。また、長時間の患者対応を考慮し、N95 マスクだけでなく、CleanSpace® HALO マスク、3M™ バーサフロー™ を使用している 図3。

　PPE の着脱については、一目で誰もが装着できるようにマニュアル化し、手順を掲載している。さらに、着脱が正しく行えるように、必ず指導を受けることになっている。しかし、どの PPE を使用しても、大切なのは、特に脱衣の手技（自分を汚染しないように脱衣する）が正しくできているかである。

③ 治療環境・施設

　現在の COVID-19 の流行状況では、初療（救急外来）の隔離室、集中治療部門、また病棟においても患者数に対して限界がある。そのため、隔離室以外のエリアを COVID-19 に対応できるようにしている。病室には陰圧装置を導入し、初療では各エリアにクリーンパーティションを設置するほか、ビニールカーテンや壁を設置し、ほかの患者への曝露を最小限にしている。

④ 直接来院（時間外受診）の場合

　来院時のトリアージで、オーバートリアージを容認している。迅速評価と同時に発熱、咳などを認めた場合には、指定待合、または隔離室に案内し、迅速に PCR 検査を行う。

　また、車で来院し、濃厚接触の可能性が考えられるときには、医師と看護師が感染対策をして車まで出向き、検査・診察を行い、結果が判明するまで、そのまま車内待機を依頼している。自宅待機が可能であれば、そのまま帰宅となる。

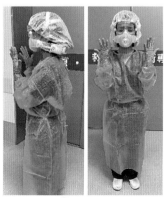
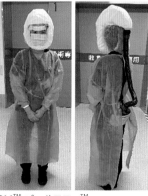

CleanSpace® HALO マスク　　　3M™ バーサフロー™
図3 マスクの着用例

⑤ 救急車来院の場合

　直接来院と同じく、オーバートリアージを容認している。救急車が到着したら、院内に入る前に、屋外でPCR検査を行った後に初療に入室する。PCR検体採取者は接触・飛沫予防策で対応する。COVID-19を疑う場合には、オーバートリアージを容認しているので、救急看護師らがその場で判断して対応する。

おわりに

　救急における感染対策は、標準予防策に基づき、必要に応じて感染経路別予防策が追加される。私たち救急看護に携わる者は、多くの救急処理および看護を提供しながら、自分自身や患者を守るため、多忙だからこそ感染対策を正しく行わなければならない。

　また、昨今COVID-19対策に従事している看護師も多いと思うが、感染対策などの情報に耳を傾け、チームで対応し、正しく恐れ、対応しなくてはならない。対応している皆様に敬意を払う。

引用・参考文献
1)　大曲貴夫ほか編. 感染管理・感染症看護テキスト. 東京, 照林社, 2015, 279, 288.
2)　森澤雄司監修. おべんきょ環境整備 病原体にはびこるスキを与えない！. 岐阜, リーダムハウス, 2019, 108p.

（林 美恵子）

3章

救急看護師の基本技術

NGポイントも押さえよう！

1 バイタルサインの測定

脈拍測定の正しい手順

① 脈拍の測定部位

体表から触知しやすい動脈で測定する 図1 。

一般的には、測定しやすい橈骨動脈で触知する。脈拍は、室温などの外部環境、食事や運動、精神的緊張などで変動するため、30分程度安静にしてから測定する。

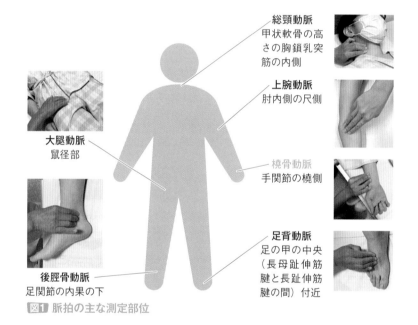

総頸動脈
甲状軟骨の高さの胸鎖乳突筋の内側

上腕動脈
肘内側の尺側

橈骨動脈
手関節の橈側

足背動脈
足の甲の中央（長母趾伸筋腱と長趾伸筋腱の間）付近

大腿動脈
鼠径部

後脛骨動脈
足関節の内果の下

図1 脈拍の主な測定部位

✕ NGポイントはココ！

総頸動脈を強く押さえてはならない！

総頸動脈の近くに、頸静脈洞と呼ばれる圧受容体がある。強く圧迫することにより圧上昇を感知し、迷走神経が過剰に反応して、徐脈や血圧低下などの迷走神経反射を起こすことがある。

また、両側の総頸動脈を強く圧迫すると、脳への血流が低下し、脳循環障害を起こす場合があるため注意する 図2 。

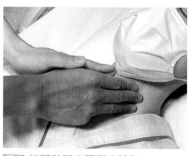

図2 総頸動脈の両側の触知

② 橈骨動脈での脈拍測定

①患者に脈拍を測定することを説明する。②橈骨動脈は、手関節のやや中枢側の橈骨付近で触れる。示指、中指、薬指を動脈の走行に沿わせて、橈骨動脈が一番よく触れる場所を探す 図3 。指を当てる角度は、寝かせるよりもやや立たせると触れやすい。

③ 脈拍の観察

①1分間の脈拍数を測定する。リズムが正しく不整脈の既往がない場合は、15秒間測定して4倍にする場合もある。不整なリズム、不整脈の既往がある、徐脈の場合は、必ず1分間測定する。

②数のみでなく、リズムや拍動の大きさ、立ち上がりの速さ、緊張度も観察する。

③不整なリズムや頻脈、徐脈があるときには、モニタ心電図を装着して波形を確認する。

④初めて脈拍を測定する患者や、動脈疾患を疑う場合は、左右差を確認する 図4 。

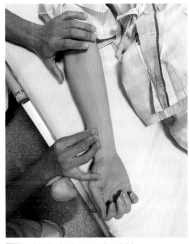

図3 橈骨動脈での脈の触知

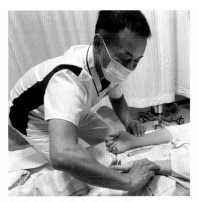

図4 脈拍の左右差の確認

✕ NGポイントはココ！

パルスオキシメーターや電子血圧計の脈拍数を過信しない！

パルスオキシメーターや電子血圧計には、自動的に脈拍数を測定する機能があるが、脈圧や脈波を感知して測定するため、不整脈があるときは測定値が正確ではないことがある 図5 。

また、リズムや緊張度などは触診でしか得ることができないため、患者に必ず触れて脈拍を測定する。

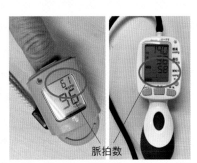

脈拍数

図5 パルスオキシメーター・電子血圧計の脈拍数表示

血圧測定の正しい手順

① 血圧測定の準備

患者の状態により、測定部位を選択する。患者や測定部位に合わせてマンシェットのサイズを選択する 図6。マンシェットの幅は測定部位の周囲径の約40%である。通常の成人の上腕では13cm幅のものを選択する。マンシェットの幅が狭すぎると測定値が高くなり、広すぎると測定値が低くなる。

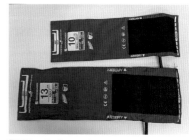

図6 マンシェット

② 血圧測定の方法

聴診法

①血圧測定することを患者に説明する。②測定する上肢を心臓の高さにする。③測定部位に直接マンシェットを巻く。マンシェットは、その下縁が肘窩の2〜3cm上（約2横指上）で 図7左 を、ゴム嚢の中央が上腕動脈の真上にかかるようにして、指が1〜2本入る程度に上腕に巻く 図7右。

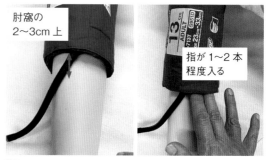

肘窩の
2〜3cm 上

指が1〜2本
程度入る

図7 マンシェットの巻き方

④肘窩で上腕動脈の拍動が触知できる部位（マンシェットの直下）に聴診器の膜面を当てる。送気球を握ってマンシェットに空気を送り加圧する 図8。加圧して、表示針がある程度の圧になると血管の拍動（コロトコフ音）が聴取できる。⑤コロトコフ音が聴こえなくなってから、さらに20〜30mmHg 高い圧まで加圧する。

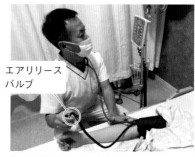

エアリリース
バルブ

図8 聴診法での血圧測定

⑥送気球のエアリリースバルブを緩めて、表示針を見ながらマンシェット圧を減圧していく。減圧の速度は、1秒間に1目盛り2〜3mmHg 程度とする 図9。再びコロトコフ音が聴取できた表示針の目盛りを読む。これを収縮期（最高）血圧とする。さらに徐々に下げていき、コロトコフ音がまったく聴こえなくなる値を拡張期（最低）血圧とする。

触診法

コロトコフ音が弱くて聴診法での測定が困難な場合には、触診法で測定する。

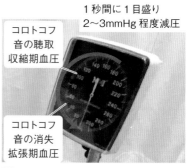

1秒間に1目盛り
2〜3mmHg 程度減圧

コロトコフ
音の聴取
収縮期血圧

コロトコフ
音の消失
拡張期血圧

図9 血圧値の読み方

①～④まで聴診法と同様。橈骨動脈の拍動を触れながら、聴診法と同様に加圧する 図10 。⑤コロトコフ音が聴こえなくなってから、さらに20～30mmHg高い圧まで加圧する。⑥圧を徐々に下げて、再び橈骨動脈の拍動が触れるようになったときの値を収縮期血圧とする。なお、触診法では拡張期血圧は測定できない。

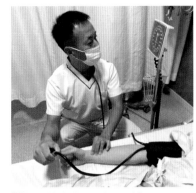

図10 触診法での血圧測定

③ 血圧と脈拍測定部位

急変時には血圧計がなくても、拍動が触れる部位により収縮期血圧のおおよその値が推測できる。

橈骨動脈が触知可能であれば80mmHg以上、大腿動脈が触知可能であれば70mmHg以上、総頸動脈が触知可能であれば60mmHg以上である 図11 。総頸動脈が触知できない場合は、収縮期血圧が60mmHg以下であると推測でき、心停止の可能性があるため、一次救命処置（BLS）を開始する。

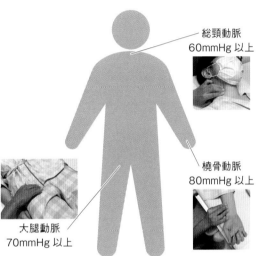

総頸動脈
60mmHg 以上

橈骨動脈
80mmHg 以上

大腿動脈
70mmHg 以上

図11 血圧と脈拍測定部位との関係

✕ NGポイントはココ！

血圧が低い場合や不整脈がある場合は
電子血圧計での測定値を信用してはならない！

電子血圧計は、オシロメトリック方式により、脈圧の上昇と低下で収縮期血圧と拡張期血圧を測定している 図12 。脈圧で測定しているため、脈圧が弱い場合や不整脈があると血圧の値が変動する。その場合には、コロトコフ方式のアネロイド血圧計で、聴診法や触診法を用いて正確な値を測定する。

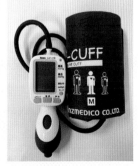

図12 電子血圧計

1
バイタルサインの測定

透析患者でのシャント肢、乳がん術後の患側、麻痺側で血圧測定をしてはならない！

　シャントのある上肢で測定すると、シャントが閉塞する危険性がある。乳がん術後の患側では、加圧によるうっ滞などの循環障害によりリンパ浮腫を起こす危険性がある。麻痺側は循環障害により血圧が健側よりも低く測定される。

　基本的に健側の上肢で測定するが、できなければ下肢で測定する **図13**。下肢での測定値は、下肢の末梢血管抵抗の影響により、上肢よりもやや高い値（約8〜10mmHg）となる。そのため、測定値のみでなく、測定部位も記録する。

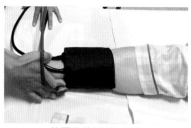
後脛骨動脈での測定

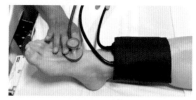
足背動脈での測定

図13 下肢での血圧測定

呼吸測定の正しい手順

① 気道の開通を確認する

　患者に声をかけて、発語があるかどうか確認する。発語があれば、気道が開通していると評価できる。喘鳴や嗄声がみられる場合は、気道狭窄があると評価する。発語がない場合は、気道狭窄や窒息の可能性がある。

② 呼吸の測定方法と確認項目

　①脈拍測定後、そのままの状態（指を橈骨動脈に置いたまま）で測定を始める **図14**。②胸腹部の上下運動を1分間観察する。患者の胸腹部の動きは真横から観察するとわかりやすい **図15**。上下運動が目視でわかりにくいときは、脈拍を測定している看護師の手を、患者の胸腹部に軽く置いて測定する。

　③苦しそうな表情をしていないか、顔色、口唇のチアノーゼの有無を確認する。④胸鎖乳突筋や斜角筋などの呼吸補助筋の使用がないか確認する。⑤回数・深さ・リズム・呼吸様式・胸郭の動きの左右差を確認する。「ゼ

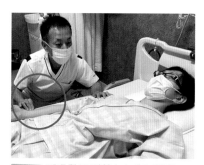
図14 呼吸数は脈拍とともに測定

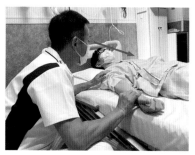
図15 呼吸数の測定姿勢

ーゼー」「ヒューヒュー」「グーグー」などの異常呼吸音がないか確認する。

✕ NGポイントはココ！

呼吸数を数えることを患者に説明してはいけない！ 図16

　呼吸数を数えることを患者に説明すると、患者は呼吸を意識して、自分で呼吸を調整することがある。患者が呼吸を意識しないように、脈拍測定後にそのままの状態で呼吸数を測定する。

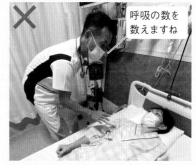
呼吸の数を数えますね

図16 呼吸数測定を意識させない

体温測定の正しい手順

① 腋窩での測定準備

　患者に体温を測定することを説明する。腋窩温は、体表の温度であるため、外部環境の影響を受ける。外気による温度の低下を避けるため、腋窩と上腕を閉じて10分程度安静にしてから測定する。

　汗をかいている場合は、乾いたタオルで拭いてから測定する 図17 。汗などの水分が気化するときに気化熱として熱が奪われ、体温が低下して低く測定されることがあるためである。

② 腋窩温の測定部位と測定方法

　①体温計の感温部が腋窩中央のくぼみに正確に当たるようにする。腋窩温は腋窩動脈を流れる血液により温められるため、電子体温計の感温部ができるだけ腋窩動脈に近い腋窩中央のくぼみに当たるようにする。②体軸に対して30〜45°の角度で、前方下から後上方に向けて斜めに挿入する 図18 。

　③腋窩をしっかりと閉じるために、手のひらを上に向けて、もう一方の手で上腕を押さえるよう説明する 図19 。

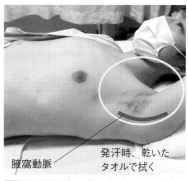
腋窩動脈　発汗時、乾いたタオルで拭く

図17 発汗時は乾いたタオルで拭いてから

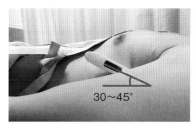
30〜45°

図18 測定角度

④実測式では10分以上、予測式なら電子音が鳴るまで測定し、体温計を取り出してから測定値を読み取る。⑤測定後はアルコール綿で消毒し、電源を切る、またはケースに入れる。

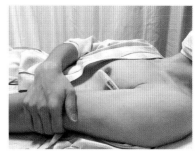

図19 腋窩はしっかりと閉じる

✕NGポイントはココ！

麻痺側、乳房切除術直後の患側、側臥位の下方側で体温測定をしてはいけない！

麻痺側は健側に比べて、血液量が少なく血流が悪いことや、閉鎖が不十分になりやすいため、麻痺側では体温は低く測定されることがある。

また、創の炎症の影響などから周囲の熱感が強くなり、測定部位に近いと、体温は高く測定されることがある。側臥位の下方では、血流が悪くなり、体温が低く測定されることがある図20。

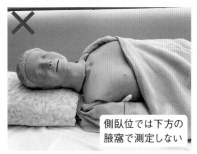

側臥位では下方の腋窩で測定しない

図20 側臥位での体温測定の注意点

③ 非接触性赤外線体温計での額部の温度測定

①外部環境の影響を受けやすいため、18～25℃程度の室温が望ましく、エアコンなどの送風に注意する。②発汗や化粧をしている場合には、きれいに拭き取る。③体温計の電源を入れ、センサー部分を額の中心の辺りから2～3cm離してボタンを押す図21。④2～3秒で自動的に測定される。

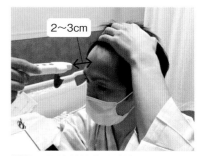

2～3cm

図21 非接触性赤外線体温計

意識レベル評価の正しい手順

① 意識レベルの観察

①声をかける前に、自発的に開眼しているか確認する図22。②名前、生年月日、見当識（人、時、場所）を質問して、答えの正しさ、反応の速さ、発語の状況を確認する。③手の離握手などの簡単な指示動作に従えるかどうか確認する。

④自発的に開眼していない場合は、声かけ、揺さぶり、痛み刺激を加え、開眼するかどうか確

認する 図23 。⑤痛み刺激を与えても開眼しなければ、刺激により手足を動かす、払いのける、刺激から逃げるなど、どのような反応をしたか確認する。⑥意識レベルの評価スケールを用いて、意識障害の程度を評価する。

② JCSでの意識レベルの評価

JCS（Japan Coma Scale）では、覚醒度を大きく3段階に分類し、覚醒度と意識内容をそれぞれ3つのレベルで評価する 表1 [1]。意識清明は0と評価する。数字が大きいほど、意識状態が悪い。

簡潔でわかりやすく、評価に時間がかからない。1桁の意識障害を認知症や失語と間違えることがある。

③ GCSでの意識レベルの評価

GCS（Glasgow Coma Scale）では、開眼、発語、運動機能の3項目で評価する 表2 [2]。開眼は4つ、発語は5つ、運動機能は6つに分類される。各項目の合計点数で評価する。合計点数が低いほど意識状態が悪く、15点が最良、3点が最悪となる。

意識状態の判定では、合計点のみでなく、それぞれの内訳をみていく。詳細な評価が可能であるが、評価が複雑で時間がかかる。

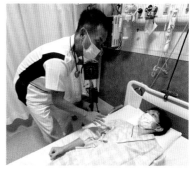

図22 自発的に開眼しているかを確認

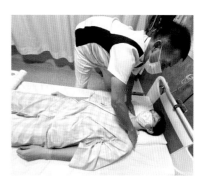

図23 開眼していない場合の確認方法

表1 JCS

項目	反応	レベル
刺激しなくても覚醒している状態（Ⅰ桁）	だいたい意識清明だが、今ひとつはっきりしない	1
	見当識障害（人、場所、時がわからない）がある	2
	自分の名前、生年月日が言えない	3
刺激すると覚醒する状態（Ⅱ桁）	普通の呼びかけで覚醒する	10
	大きな声または体を揺さぶると覚醒する	20
	痛み刺激でかろうじて覚醒する	30
刺激しても覚醒しない状態（Ⅲ桁）	痛み刺激に対して払いのけるような動作をする	100
	痛み刺激で手足を動かしたり、顔をしかめる	200
	痛み刺激に反応しない	300

（文献1より改変）

④ 痛み刺激の与え方

痛み刺激を与える方法は、①爪床をペンなどで圧迫する、②眼窩上切痕内側を親指で強く圧迫する、③胸骨の中心を拳で圧迫する、がある図24。刺激は、患者に苦痛を与えるため、できる限り小さな刺激にする。

末梢血管障害などによって、刺激が中枢に届いていない可能性があるため、刺激は爪床、眼窩上切痕内側、胸骨の順に実施する。

⑤ 異常姿勢の観察

GCSの評価では、刺激を与えたときに異常姿勢である除皮質硬直と除脳硬直を観察する図25。除皮質硬直は、上肢が屈曲・内転し、下肢が伸展した姿勢で、大脳から間脳に障害がある。除脳硬直は、上肢が回内・伸展し、下肢が伸展した姿勢で、間脳から中脳に障害がある。

表2 GCS

観察項目		点数
開眼（E）	自発的に	4
	呼びかけにより	3
	痛み刺激により	2
	開眼しない	1
発語（V）	見当識あり	5
	混乱した会話	4
	混乱した言葉	3
	理解不明な声	2
	発語なし	1
運動機能（M）	命令に従う	6
	疼痛部位認識可能	5
	痛み刺激から逃避	4
	除皮質硬直	3
	除脳硬直	2
	まったく動かず	1

（文献2より改変）

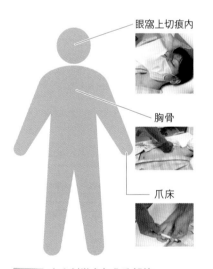

図24 痛み刺激を与える部位

眼窩上切痕内

胸骨

爪床

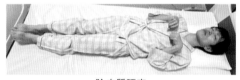

除皮質硬直

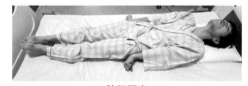

除脳硬直

図25 GCS評価時の異常姿勢の観察

1

✕NGポイントはココ！

鎮静中の患者に意識レベルの評価スケールを使用してはいけない！

　人工呼吸管理で鎮静薬による鎮静中の患者の場合、意識レベルは測定できないため、GCS や JCS の意識レベルの評価スケールを使用してはいけない。鎮静中の患者では、鎮静レベルを評価する。鎮静レベルを評価するために RASS（Richmond Agitation-Sedation Scale） **表3** [3]、SAS（Sedation-Agitation Scale）などのスケールがある。

表3 RASS

スコア	用語	説明
＋4	好戦的な	明らかに好戦的な、暴力的な、スタッフに対する差し迫った危険
＋3	非常に興奮した	チューブ類またはカテーテル類を自己抜去、攻撃的な
＋2	興奮した	頻繁な非意図的な運動、人工呼吸器ファイティング
＋1	落ち着きのない	不安で絶えずそわそわしている、しかし動きは攻撃的でも活発でもない
0	意識清明な	落ち着いている
−1	傾眠状態	完全に清明ではないが、呼びかけに 10 秒以上の開眼およびアイコンタクトで応答
−2	軽い鎮静状態	呼びかけに 10 秒未満のアイコンタクトで応答
−3	中等度状態	状態呼びかけに動きまたは開眼で応答するがアイコンタクトなし
−4	深い鎮静状態	呼びかけに無反応だが、身体刺激で動きまたは開眼
−5	昏睡	呼びかけにも身体刺激にも無反応

（文献 3 より改変）

引用・参考文献

1）　太田富雄ほか．意識障害の新しい分類法試案：数量的表現（Ⅲ群 3 段階方式）の可能性について．脳神経外科．2（9），1974，623-7．
2）　Teasdale, G. et al. Assessment of coma and impaired consciousness. A practical scale. The Lancet. 304(7872), 1974, 81-4.
3）　Sessler, CN. et al. The Richmond Agitation-Sedation Scale: validity and reliability in adult intensive care unit patients. Am J Respir Crit Care Med. 166(10), 2002, 1338-44.
4）　中村充浩．"バイタルサインをマスターしよう"．わかる！使える！バイタルサイン・フィジカルアセスメント．東京，照林社，2019，12-60．
5）　横山美紀ほか．看護の現場ですぐに役立つ バイタルサインのキホン．東京，秀和システム，2020，18-84．
6）　山上富子．"バイタルサインの測定"．めざせひとり立ち！救急看護をまるっとマスターできる本 ビジュアル手技満載！チェックリストでひとり立ちレベルがわかる！．寺師榮編．エマージェンシー・ケア 2014 年夏季増刊．大阪，メディカ出版，2014，112-18．
7）　桑原美弥子編．まるごと やりなおしのバイタルサイン：アセスメント力がつく！正常・異常がわかる！．大阪，メディカ出版，2016，12-77．

（鷲尾 和）

2 心電図モニタ・12誘導心電図

心電図モニタの正しい操作手順

① 電源を入れる

　ベッドサイドモニタ、もしくは送信機の電源を入れる図1。機種によって電源の場所や形状が異なるため、事前に電源の入れ方をシミュレーションしておく。

② 電極を装着する

　赤・黄・緑のリード線に電極シールを付ける図2。右鎖骨下窩に赤（マイナス）の電極、左鎖骨下窩に黄（アース）の電極、左前腋窩線上で最下位肋骨部に緑（プラス）の電極を装着する図3。ただし、創があるなどの理由により、これらの部位に電極を付けられない場合は、赤（マイナス）の電極と緑（プラス）の電極で心臓を挟み込む位置関係さえ確保できていれば、多少場所がずれても波形は大きく変わらない。

③ 波形の表示を確認する

　モニタ画面に波形が表示されているかを確認する。送

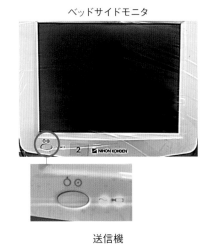

ベッドサイドモニタ

送信機
表　　　　裏

図1 電源の位置

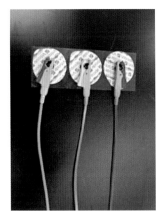

図2 リード線に電極シールを付ける

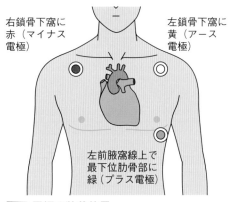

右鎖骨下窩に
赤（マイナス
電極）

左鎖骨下窩に
黄（アース
電極）

左前腋窩線上で
最下位肋骨部に
緑（プラス電極）

図3 電極の装着位置

信機を介してセントラルモニタに波形を表示する場合は、送信機の機種番号が表示される場所に波形が出ているかを確認する。

　波形が出ないか、もしくは見にくい場合は、「①リード（電極）」「②感度」「③誘導」を確認する 図4 。機種によって「感度」や「誘導」を設定する画面表示が異なるため、事前に設定方法を確認しておく。

①リード（電極）

　リードが外れていないかを確認する。皮膚が乾燥して電気信号が拾いにくい場合は、電極を装着する部分の皮膚を清拭して、角質を取り除くときれいな波形が得られる。

②感度

　モニタの設定画面で「感度」を調整する。「×1/4」「×1/2」「×1」「×2」などと表示され、「×」の後ろの数が大きくなるほど波形のサイズは大きくなる。上下の基線の揺れが小さく、PQRSTの鑑別がつきにくい場合は、感度を大きくすることで見やすくなる。

③誘導

　3点誘導の場合、モニタの設定画面で「Ⅰ」「Ⅱ」「Ⅲ」誘導の選択ができる。

　Ⅰ誘導は 図5 のように、左肩から右肩の方向

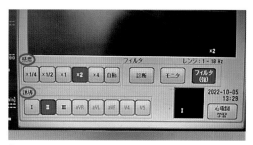

図4 感度・誘導の設定

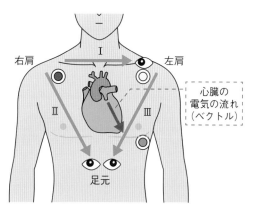

図5 3点誘導と心臓の電気の流れ（ベクトル）

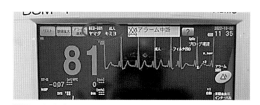

図6 患者名の入力　　　＊患者名は仮名

を見て波形を表示している。Ⅱ誘導は足元から右肩の方向を、Ⅲ誘導は足元から左肩の方向を見て波形を表示している。そして、心電図は向かって来る電気信号を上向きで、去って行くものを下向きの線で描くものである。また、成人の心臓の電気の流れ（ベクトル）は、Ⅱ誘導とぴったり同じ方向を示している。

　これらのメカニズムをふまえると、Ⅱ誘導は心臓の電気の流れを向かって来る信号としてとらえるため、QRS波形がしっかりと上向きで見やすいのが特徴である。これがモニタ心電図においてⅡ誘導の設定が適しているといわれる理由である。

④ 患者名を入力する

　異常波形が出現した際に、患者を特定してベッドサイドに速やかに駆けつけられるように、モニタ画面には患者名をフルネームで表示する 図6 。

⑤ アラーム設定を行う

それぞれの患者の病状に応じて、心拍数や不整脈出現時のアラーム設定を行う。標準的なアラーム設定の場合、すでに頻脈や徐脈を呈している患者ではアラームが鳴り続ける。そうすると、それを監視するスタッフのアラームに対する感受性が下がり、本来の危険を察知するべきアラームに気づきにくくなってしまう図7。

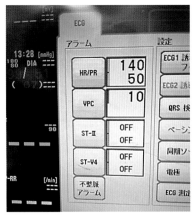

図7 アラーム設定

⑥ 心電図波形を読み取る

心電図モニタからは、心拍数の把握や不整脈の有無を評価することができる。そのためにまず、PQRST を確認する。図8のように P 波は心房の興奮を表示しており、QRS 波は心室の興奮を、T 波はそこからの回復を表している。

このような波形は、心房収縮に次いで心室が収縮と拡張を正常に繰り返していることを表している。これを理解したうえで不整脈を鑑別するが、その判断基準は、「① P 波があるか？」「②脈拍数は正常か？」「③ R-R 間隔は一定か？」「④ QRS 幅は正常か？」である。この視点に基づいて、表1に示すように不整脈か否かの判断を行う。

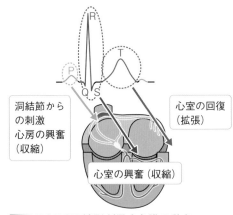

図8 PQRST 波形が示す心臓の動き

表1 モニタ心電図の評価指標

評価視点	正常	異常の判断方法
① P 波があるか？	P 波あり	P 波があることは洞結節からの刺激（洞調律；sinus rhythm）に基づく心臓の拍動であることを示す。一方、P 波の欠落は刺激伝導系の異常を示す
②脈拍数は正常か？	60～80/ 分	60 回を下回る徐脈や、運動や発熱など心拍数が増加する要因もなく、正常値を逸脱するほどの頻脈の場合は不整脈の可能性が高い
③ R-R 間隔は一定か？	一定	不整脈であれば R-R 間隔は不規則となる
④ QRS 幅は正常か？	0.06～0.10 秒	心室性の不整脈なら QRS 幅は正常域より広くなる（ワイド QRS）

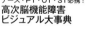

12 誘導心電図検査の正しい手順

① 電源を入れる

12 誘導心電図計の電源スイッチを ON にし、機械を立ち上げる 図9。②機種によって電源の場所や形状が異なるため、事前に電源の入れ方をシミュレーションしておく。

② 患者情報を入力する

患者名や性別、診察券 ID 番号など、患者の基本情報を入力し、12 誘導心電図波形にそれらが表示されるようにする 図10。

機種によって手入力の場合や、診察券のバーコードを読み取るなど入力方法が多様であるため、事前にその方法を確認しておく。

③ 電極を装着する

①患者の胸部および手首、足首を露出する。手足にブレスレットや時計、ミサンガなどが装着されている場合は、電極の装着に支障をきたすため外す。

②四肢誘導は４つのクリップを両手首、両足首に挟む。それぞれのクリップには違う色が付いているため、色でどこの部位に装着するかが決まっている。

③胸部誘導は、導電性ゲルが付着したシール電極もしくはリユーザブルの吸着式電極を使用し、V₁ 誘導〜V₆ 誘導の６カ所に装着する。これらの電極は色で区別できるようになっており、それらを所定の部位に貼ることで、立体的な心臓の電気軸がどの方向に傾いているのかを調べることができる。電極を貼る順番を「あきみちゃん国試（赤黄緑茶黒紫）」と色の語呂合わせで覚えるとわかりやすい 図11 表2。

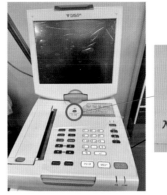
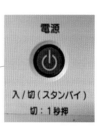

図9 12 誘導心電図計の電源を入れる

①ここをタッチすると入力画面が表示される

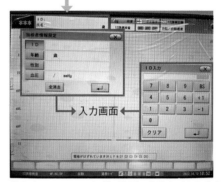

②入力画面に ID、年齢、性別、名前などを入力する

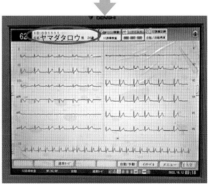

③心電図波形に患者情報が表示される
＊患者名は仮名
図10 12 誘導心電図計への患者情報の入力

心電図モニタ・12誘導心電図

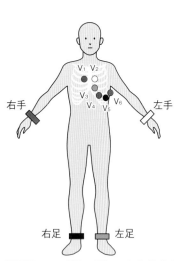
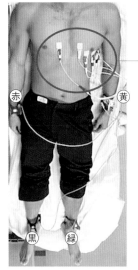
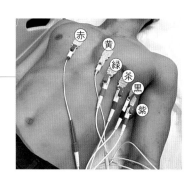

図11 12誘導の電極の色と装着部位

表2 12誘導の電極の色と装着部位および覚え方

四肢誘導

電極の色	装着部位
赤（あ）	右手
黄（き）	左手
黒（く）	右足
緑（み）	左足

胸部誘導

胸部誘導名	電極の色	装着部位
V$_1$	赤（あ）	第4肋間胸骨右縁
V$_2$	黄（き）	第4肋間胸骨左縁
V$_3$	緑（み）	V$_2$とV$_4$の中間
V$_4$	茶（ちゃん）	第5肋間と鎖骨中線の交差点
V$_5$	黒（こく）	V$_4$と同じ高さ（第5肋間）で左前腋下線
V$_6$	紫（し）	V$_4$と同じ高さ（第5肋間）で左中腋下線

④ 12誘導心電図波形の記録と評価を行う

①体動や深呼吸時は基線が揺れてしまうため、患者にリラックスした状態で動かないように声掛けを行う。しかし、患者との意思疎通が図れない場合は、基線の揺れがない時期を選んで記録する。

②「心電図波形を読み取る」（P.54）に記したように、心拍数の把握や不整脈の有無を評価する。さらに、12誘導心電図では、四肢誘導で表示される6つの波形と、胸部誘導で表示される6つの波形のST変化をみることで、心臓の虚血状態を診断することができる。**図12**に示したように、STが上昇もしくは低下するなどの異常がある場合は、心筋の虚血が疑われる。

③**図13**のように四肢誘導は、右肩、左肩、足元の3カ所の「目」であらゆる方向からの心臓の電気の流れを察知し、波形として表示している。たとえばⅡ、Ⅲ、aV$_F$は図で示したように向かってくる電気の流れを足元から察知しているため、下壁の心筋虚血の診断に有効である。

④胸部誘導は、胸部に装着したそれぞれの電極が「目」となり、そこから心臓を見て、電気の

PQ の基線の高さと比べて **ST** が
上がっているか、下がっているかを見る

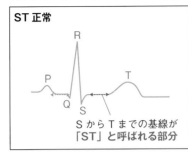

ST 正常

S から T までの基線が
「**ST**」と呼ばれる部分

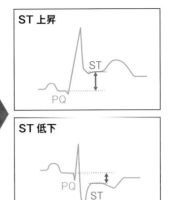

ST 上昇

ST 低下

図12 ST の見方

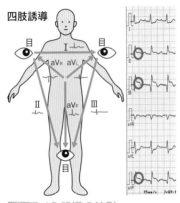

四肢誘導

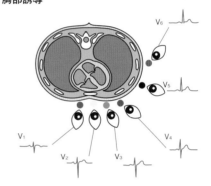

胸部誘導

図13 12 誘導の波形

流れを波形として表している。この装着位置が 1 肋間ずれるだけで、記録される波形が大きく異なることがあるため、解剖的な肋間の位置関係を正確にとらえるようにトレーニングを行ったうえで実施する。

✕ NGポイントはココ！

電極の接着に影響する要因を放置してはならない！

　電極装着部分に皮脂が付着している場合や、発汗や血液などで濡れている場合、胸毛が多い場合、さらには痩せていて肋骨が突出している場合などは、電極が皮膚に接着しにくく、この状態で記録された心電図波形では基線が動揺し、適切な診断ができない場合がある。

　そこで、表3 に示したような対応をとることで、電極の接着をよくすることが可能となる。基線の揺れがない"きれいな心電図"を記録することが、正しい診断に役立つ。

表3 電極の接着をよくする方法

問題点	改善策
皮脂、血液、発汗による接着不良	清拭する*
胸毛による接着不良	シール電極を使用する、効果がなければ剃毛する
痩せていて、肋骨が突出していることでの接着不良	シール電極を使用する

＊アルコール綿を使用して清拭する場合は、必ずアルコールアレルギーの有無を確認する。確認できない、またはアルコールアレルギーがある場合は、非アルコール性の消毒薬あるいは水で清拭する。

身体が静止していない状態で心電図を記録してはならない！

患者の身体が少しでも動いていると、心電図の基線が揺れたり、筋電図が混入することがある。臨床場面でよくみられる現象には、患者が寒くて震えている、検査に緊張して手に力が入ったり呼吸が速くなっていることが挙げられる。このような場合に、ノイズの混入や基線の揺れが生じやすい 図14 。

室温は夏期であれば 25〜27℃、冬期であれば 20〜22℃が推奨されている[1]。ただし、汗をかくことなく、寒さも感じないといった心地よい温度には個人差があるため、可能な限りそれぞれの患者に適した温度設定を行うことが望ましい。また、心電図検査が初めての場合は、緊張していることもあるため、リラックスできるように「痛くないこと」や「力を抜いて静かに寝ていれば、2〜3分で終わること」を説明する。

これは "きれいな心電図" を記録することだけではなく、検査を受ける患者の心理的不安を取り除くことにおいても重要である。

寒さで震えているときの心電図

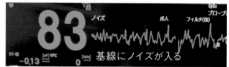
基線にノイズが入る

手に力が入っているときの心電図

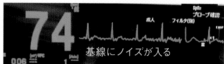
基線にノイズが入る

呼吸運動が激しいときの心電図

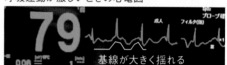
基線が大きく揺れる

図14 ノイズの入った心電図

引用・参考文献
1) 笹野哲郎監修. 12誘導心電図検査技師—臨床検査技師部会のメソッド—. 東京，日本不整脈心電学会，2021, 1. https://new.jhrs.or.jp/pdf/book/shoseki_12yudo.pdf
2) 田中耕史. 救急ナースが押さえたい心電図のキホン 知識編. Emer-Log. 35 (5), 2022, 7-24.

（山田君代）

3　末梢静脈ライン確保

末梢静脈ライン確保の正しい手順

① 末梢静脈ラインの挿入部位

　末梢静脈ラインの挿入部位には、橈側皮静脈・尺側皮静脈・肘正中皮静脈が選択されることが多い。尺側皮静脈の近くには内側前腕皮神経や正中神経、肘正中皮静脈の深部には正中神経があるため、穿刺時は注意が必要である。そのため、静脈と神経の走行を理解しておく。

　関節部位は屈曲や伸展によって留置針がずれ、血管損傷・滴下不良を起こすことがある。そのため、患者の可動域や体動を考慮し、安全に安定した輸液管理ができる部位を選択する。

　血管を選択する際は、血流がよく、太く蛇行していない血管を選択する 図1 表1 。

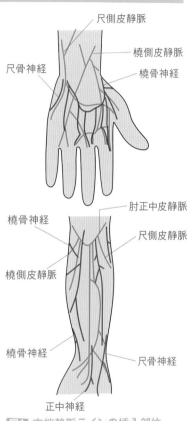

図1 末梢静脈ラインの挿入部位

表1 穿刺を避ける部位とその理由

穿刺を避ける部位	理由
血液透析の内シャントがある側	・駆血によるシャント閉塞の危険性がある
麻痺側	・血管損傷や血管外露出による疼痛に気づくことができない ・挿入時の神経損傷によるしびれや疼痛に気づくことができない
熱傷や外傷などの病変がある部位	・汚染する可能性が高く、清潔を保持できない
乳房切除など腋窩リンパ節郭清を行った側	・リンパ浮腫や感染の危険性がある
下肢	・血液がうっ滞しやすく、血栓を作りやすい

② 末梢静脈ライン確保のための準備物品

末梢静脈ライン確保のための準備物品を**図2**に示す。

③ 留置針・留置部位の選択

造影剤は血管外に露出すると潰瘍を形成することがある。そのため、確実に血管確保ができる血管を選択し、外径の太い20G以上の留置針を用いる。

小児や高齢者は皮膚が弱く、血管は脆弱で細いため、外径の細い22〜24Gの留置針を用いる。

輸血や血液製剤を投与する場合は、外径の細いGの留置針で投与すると赤血球が破壊されやすくなるため、外径の太い20G以上の留置針を用いる。

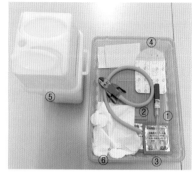

図2 末梢静脈ライン確保のための準備物品

①静脈留置針、②駆血帯、③アルコール綿（アルコールにアレルギーがある場合は代用品を準備）、④固定用テープ、⑤針廃棄容器、⑥手袋。

④ 末梢静脈ライン確保の事前準備

①患者確認を行い、患者に静脈ライン挿入の必要性を説明する。②穿刺する部位を決定する。

⑤ 標準予防策の実施

手指衛生を行い、手袋を装着する。

⑥ ライン挿入

①患者に処置を開始することを説明する。②タイムアウトを行う（患者確認、処置内容、穿刺部位など）。

③穿刺部位の7〜10cm上部を駆血帯で締め**図3**、患者に手を握ってもらい、血管を怒張させる。皮膚が脆弱な患者の場合、駆血帯の圧迫により皮膚傷害が生じる可能性がある。そのため、直接駆血帯を巻くのではなく、タオルなどを当て、その上から駆血帯を巻くなどし、皮膚に直接駆血帯が触れないようにする。

④穿刺部位をアルコール綿で、穿刺部位の内側から外側に向かって円を描くように少し力を入れて消毒し、アルコールを完全に乾燥させる。

⑤静脈を伸展させ、15〜20°の角度をつけて針を静脈内に挿入する。刺入部位から5cm末梢側の皮膚を引っ張ると皮膚が伸展し、血管が固定され、穿刺部位が確認しやすくなる**図4**。挿入時は患者に疼痛やしびれの有無

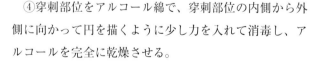

図3 駆血帯を巻く位置

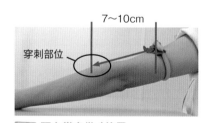

図4 穿刺部位の確認

を確認する。

　⑥静脈内に針が入ると針先の抵抗が軽くなり、逆血が確認できる。逆血が確認できれば、針の角度を浅くし、針先を2～3mm程度進める。⑦針をしっかりと固定し、外針のみを血管内に同じ角度で押し進める。⑧患者に手を開いてもらい、駆血帯を外す。

　⑨血液の逆流を防止するため、挿入部から延長上の血管を圧迫し、内針をすべて引き抜く図5。内針はすぐ針廃棄容器に捨てる。

　⑩内針をすべて引き抜いた後、少し圧迫を解除し、静脈留置針をすべて血液で満たし、清潔を維持して輸液ラインを静脈留置針に接続する。

　⑪ライン内に空気がないことを確認し、ゆっくりと薬液を投与する。その際、挿入部の腫脹の有無、患者に疼痛やしびれの有無を確認する。空気が入っている場合は、シリンジなどで空気を完全に除去する。

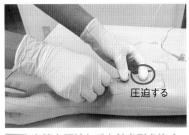

圧迫する

図5 血管を圧迫して内針を引き抜く

⑦ ライン挿入後

　①挿入部が確認できるように固定する。固定後は、末梢静脈ラインの入れ替え日を把握しやすいように、固定テープに挿入した日付、挿入した留置針のG数を記入する。また、末梢静脈ラインであることが一目でわかるように表記しておく。テープで固定する際はラインの形状に沿って、立体的に固定する図6。

　②接続部の緩みの有無、屈曲や閉塞の有無、刺入部の腫脹や疼痛の有無を確認する。

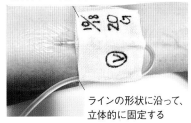

①挿入した日付
②挿入した留置針

ラインの形状に沿って、立体的に固定する

図6 固定テープに挿入日や留置針のG数を記入する

✕ NGポイントはココ！

駆血帯を外す前に内針を抜去しない！
2分以上の駆血は避ける！

　駆血帯を巻くことで静脈還流を止め、末梢の静脈を怒張させる。駆血帯を外す前に内針を抜去してしまうと、静脈が怒張している状態で針を抜去することになるため、多量に出血する図7。

　また、2分以上駆血すると血液組織に変化が生じるため、2分以上の駆血は避ける。

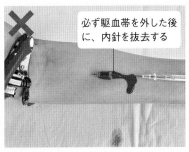

必ず駆血帯を外した後に、内針を抜去する

図7 駆血帯を外す前に内針を抜去した例

穿刺部をテープで覆ってはいけない！

テープで留置針を固定する際は、穿刺部を観察できるようにテープで覆わないようにする 図8 。

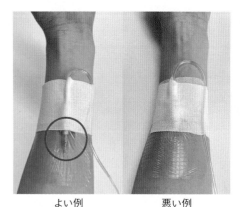

よい例　　　　　　悪い例

図8 刺入部はテープで覆わない

引用・参考文献
1) 井上有美. "静脈穿刺の準備". 先輩ナースの書きこみがぜんぶのってる！ コツぶっくす 輸液. 日本赤十字社和歌山医療センター看護部編. 大阪, メディカ出版, 2021, 52-9.
2) 浅井貴子. ルート＆カテーテル類の管理（作成、管理など）. オペナーシング. 36（9）, 2021, 24-5.

（田村麻衣）

4 中心静脈ライン確保

中心静脈ライン確保の正しい手順

① 中心静脈ラインの挿入部位

　中心静脈ラインの挿入部位としては、内頸静脈・鎖骨下静脈・大腿静脈がある。挿入部位におけるメリットとデメリットを**表1**に示す。

② 中心静脈ライン確保のための準備物品

　準備物品は以下である。

　①キャップ、マスク、滅菌手袋、滅菌ガウン、ゴーグル（マキシマルバリアプリコーション）、②消毒薬、③局所麻酔薬、④局所麻酔薬用のシリンジ、注射針、⑤ライン固定用テープ、⑥生食シリンジ、⑦中心静脈カテーテルキット、⑧エコー画像診断装置（エコー本体）、⑨エコーゼリー、⑩滅菌プローブカバー。

　中心静脈カテーテルにはシングルルーメン、ダブルルーメン、トリプルルーメンがある**図1**。ダブルルーメンには白・茶色のライン、トリプルルーメンには白・茶・青色のラインがある。各色のラインの特徴を理解したうえで、各ラインに適した輸液を選択し投与する**表2**。

表1 挿入部位におけるメリットとデメリット

	メリット	デメリット
内頸静脈	・糖濃度の高い輸液も投与可能 ・気胸を起こすリスクが低い	・重要臓器が近位にあり、合併症を起こした場合、重篤化しやすい
鎖骨下静脈	・血栓の形成が少ない ・感染のリスクが低い	・気胸や動脈穿刺のリスクが高い
大腿静脈	・気胸を起こすリスクが低い	・汚物などによる汚染により、感染を起こしやすい ・下肢の可動域を制限してしまう

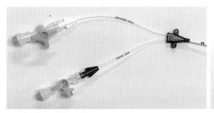
ダブルルーメンカテーテル

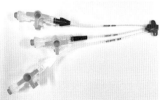
トリプルルーメンカテーテル

図1 中心静脈カテーテルの種類

表2 中心静脈ラインの特徴と各ラインに適した輸液

	特徴	適した輸液
近位：白色	・カテーテルの先端より最も遠いところから薬剤が流入する	循環系作動薬・カテコラミンなど
中位：青色	・カテーテルの中央あたりから薬剤が流入する	カテコラミンなど
遠位：茶色	・内径が一番太く、カテーテルの先端から薬剤が流入する ・心臓に一番近いため、中心静脈圧の測定が可能	メイン輸液

③ 事前準備

①患者に挿入時の疼痛の有無や安静の必要性について十分な説明を行う。挿入時の安静が保持できない場合は、一時的な抑制を考慮する。②ベッド上に仰臥位となってもらい、バイタルサインを測定できるように、心電図・血圧計・パルスオキシメーターを装着する。

③挿入部位の状態を観察する。カテーテル由来血流感染（catheter- related blood stream infection；CRBSI）を起こさないことが重要になるため、体毛の有無を観察する。体毛は感染源となるため、必要時は挿入部の剃毛を行う。

④枕を外し、患者の顔を挿入部とは逆の方向に向ける。穿刺部を伸展させるため、必要時は肩枕を入れて調整する。また、脱水やショックなどで静脈が虚脱している場合は、下肢を挙上させておく。

④ マキシマルバリアプリコーションの実施

手指衛生を行い、ディスポーザブルキャップ・マスク・滅菌手袋・滅菌ガウン・ゴーグルを装着する。穿刺部の皮膚消毒を行い、消毒が完全に乾いた後、滅菌ドレープをかぶせる。

⑤ 物品の準備

①清潔台を準備する。中心静脈カテーテルキットを清潔に開け、清潔を維持した状態で医師に渡す。②指示された薬杯に局所麻酔薬などの薬剤を入れ、そのほかの必要物品を清潔に開ける。

③エコー画像診断装置（エコー本体）を医師の見えやすい位置に置き、エコープローブにエコーゼリーを塗る。医師は清潔野で滅菌プローブカバーを持つため、清潔野に触れないように、エコープローブを滅菌プローブカバーの中に入れる。その後、カバーの先端をゆっくり引っ張り、エコープローブのコンセント全体を覆う。

⑥ カテーテル挿入

①患者に処置を開始することを説明する。②タイムアウトを行う（患者の確認、処置内容、穿刺部位など）。③局所麻酔から始めるため、医師の指示で局所麻酔薬を渡す。その後は医師の指示に従い、必要物品を清潔な状態で渡す。

観察ポイント

①ガイドワイヤー挿入時には、動悸症状や心電図変化に特に注意する。ワイヤーによる機械的な刺激で上室性・心室性不整脈が起こることがある。心室細動に移行した場合には、即座に除細動を行えるようにしておく。

②中心静脈ライン挿入時の合併症として、不整脈以外に気胸、動脈穿刺がある。そのため、バイタルサインの変化やショック徴候の有無、患者の訴えに注意して観察する。

⑦ カテーテル挿入後

①医師に挿入した長さを確認した後、再度長さを測定する。②挿入部位を滅菌ガーゼまたは滅菌透明半透過性ドレッシング材を用いて固定する図2。③必要時には、カテーテルが閉塞しないように生食シリンジなどを用いてロックする。

④胸部X線撮影を行い、カテーテルの先端位置や合併症の有無を確認する。⑤出血や皮下血腫の有無を確認する。

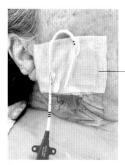

・ラインの形状に沿って、立体的に固定する
・ラインが長い場合や体動の多い患者の場合は、ループを作り、固定を強化する

図2 挿入部位を固定する

✖ NGポイントはココ！

消毒は穿刺部のみではない！

穿刺部のみではなく、穿刺部を中心に広範囲に消毒する図3。消毒後は消毒効果を高めるため、消毒薬が完全に乾いたことを確認してから次の処置を行う。

穿刺部から外側に向けて円を描くように広範囲に消毒する

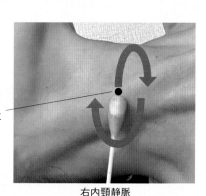

右内頸静脈
図3 消毒は広範囲に行う

引用・参考文献
1) 松島圭吾. "輸液ルートの管理". 先輩ナースの書きこみがぜんぶのってる！ コツぶっくす 輸液. 日本赤十字社 和歌山医療センター看護部編. 大阪, メディカ出版, 2021, 34-7.
2) 日本麻酔科学会 安全委員会 安全な中心静脈カテーテル挿入・管理のための手引き改訂 WG 作成. 安全な中心静脈カテーテル挿入・管理のためのプラクティカルガイド 2017. 2017 年 6 月改訂. https://anesth.or.jp/files/pdf/JSA_CV_practical_guide_2017.pdf

（田村麻衣）

4
中心静脈ライン確保

5 動脈ライン確保

動脈ライン確保の正しい手順

① 動脈ラインの挿入部位

動脈ラインの挿入部位には橈骨動脈・鼠径動脈・足背動脈がある。選択の理由として、血管が比較的太くて留置しやすいことや、万一空気が入り込んでも、ほかの動脈からの血流があるため塞栓症のリスクが少ないという点が挙げられる。

② 動脈ライン確保のための準備物品

動脈ライン確保のための準備物品を図1に示す。

③ 動脈ライン確保の事前準備

①患者に挿入時の疼痛の有無や安静の必要性について十分な説明を行う。②患者の衣類やシーツへの汚染を防止するため、ディスポーザブルシーツを敷く。

③加圧バッグ用のヘパリン入り生理食塩水を作製する。作成したヘパリン入り生理食塩水と観血的動脈圧モニタセットを組み立て、動脈ライン用スタンドにセットし、モジュールに接続しておく。

④橈骨動脈に挿入する場合は、患者の手のひらを上にして背屈させると穿刺しやすいため、挿入前にクッションなどを用いて背屈位を保持する図2。

④ トランスデューサーの設定

トランスデューサーの設定方法を図3に示す。

⑤ 標準予防策の実施

①手指衛生を行い、ディスポーザブルキャップ・マスク・手袋・エプロン・ゴーグルを装着する。②穿刺部の皮膚消毒を行う。

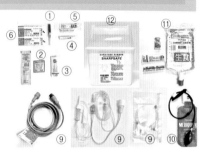

図1 動脈ライン確保のための準備物品

① 20〜22G 血管内留置針、②消毒綿、③シリンジ（5mL）、④局所麻酔薬（局所麻酔は患者の疼痛軽減だけではなく、血管の攣縮防止にもなる）、⑤局所麻酔薬用のシリンジ、注射針、⑥ライン固定用テープ、⑦タオルなど（手首を背屈させるために使用する）、⑧動脈ライン用スタンド、⑨観血的動脈圧モニタセット（圧トランスデューサー・耐圧チューブ）、⑩加圧バッグ、⑪ヘパリン入り生理食塩水（生理食塩水 500mL、ヘパリンの量やヘパリン使用の有無は施設の基準に応じる）、⑫針廃棄容器。

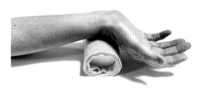

図2 橈骨動脈に挿入する場合は背屈位を保持する

①患者を仰臥位にし、トランスデューサーを右心房の高さ（第4肋間中腋窩線）に合わせる。

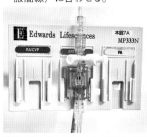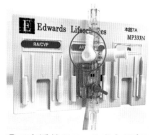

②動脈ライン用スタンドにヘパリン入り生理食塩水と観血的動脈圧モニタセットをセットする。

③三方活栓のコックを上に向ける。

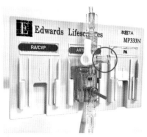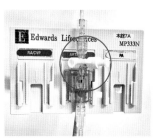

④三方活栓の蓋を開放し、ゼロ点設定を行う。

⑤三方活栓のコックをもとの位置に戻し、開放した三方活栓の蓋を閉める。

図3 トランスデューサーの設定方法

⑥ 動脈ライン挿入

①患者に処置を開始することを説明する。②タイムアウトを行う（患者の確認、処置内容、穿刺部位など）。

③局所麻酔から始めるため、医師の指示で局所麻酔薬を渡す。その後は医師の指示に従い、必要な物品を清潔な状態で渡す。

観察ポイント

バイタルサインの変化と、しびれや疼痛の有無、患者の訴えに注意して観察する。

⑦ カテーテル挿入後

①動脈ラインが挿入された後、素早くラインを接続する。②シリンジで逆血を確認し、同時にライン内の空気をすべて吸引する。③ライン内をすべて加圧バッグ用のヘパリン入り生理食塩水で満たし、モニタ画面に動脈圧波形が正常に表示されているかを確認する。④動脈圧波形が正常に表示されていれば、テープで固定する。⑤体動の多い患者の場合は、手首の可動域が多くなり、動脈ラインの閉塞・抜去、動脈圧波形のオーバーシュート・オーバーダンピングを起こすため、シーネを用いて固定を強化する**図4**。

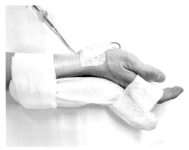

図4 体動の多い患者はシーネを用い
固定を強化する

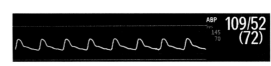

図5 正常波形

観察ポイント

①動脈ライン挿入後は、正しい圧波形が得られているかを確認する 図5。

・オーバーシュート：圧波形が高めに出る

・オーバーダンピング：圧波形が低く出る（現場では「なまる」ともいう）

　挿入部位が橈骨動脈の場合、手首が屈曲してカテーテルの閉塞や動脈の閉塞が起こることで、オーバーダンピングが現れやすくなる。

②出血や皮下血腫の有無を観察する。出血や皮下血腫が出現した場合は、圧迫止血や動脈ラインの抜去が必要となるため、すぐ医師に報告し、早急に対応する。

✕ NGポイントはココ！

ライン内に空気が入り込んではならない！

　空気が残っていると、その空気が動脈内に入ることで空気塞栓を起こす危険性がある。そのため、ライン内の空気をすべて抜き、ライン内に空気が残っていないかを確認する 図6。三方活栓やラインの接続部には空気が貯留しやすいため、特に注意が必要となる。

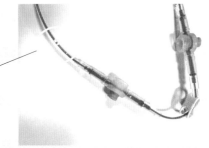

空気がライン内に入り込んでいる場合は、すぐにシリンジを用いて空気を抜く

図6 ライン内に空気が残っていないか確認する

✕NGポイントはココ！

接続部が緩まないように！

　動脈は静脈に比べて圧が高いため、接続部が緩み、接続部が外れると多量に出血してしまう。確実に接続し、ライン接続部の緩みがないかどうかを確認する 図7 。

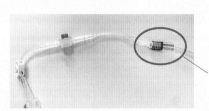

接続部の緩みがないか、
少なくとも勤務帯ごとに
観察する

図7 ライン接続部の緩みの有無を確認する

✕NGポイントはココ！

テープで押しつけて固定してはならない！

　挿入された動脈ラインの刺入角度を保持した状態で固定する 図8 。テープで押しつけて固定すると波形が出なかったり、外筒が屈曲してしまう危険性がある。

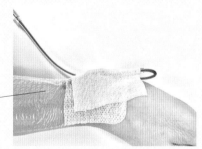

動脈ラインの刺入角度
を保持した状態で、押
さえつけずに固定する

図8 動脈ラインの刺入角度を保持した状態で固定する

引用・参考文献
1)　浅井貴子. ルート＆カテーテル類の管理（作成、介助など）. オペナーシング. 36（9）, 2021, 27-8.

（田村麻衣）

6 膀胱留置カテーテル・胃管

膀胱留置カテーテル挿入の正しい手順

① 膀胱留置カテーテルを挿入する目的

　救急で膀胱留置カテーテルを挿入する機会は多くあるが、何の目的でカテーテルの挿入が必要なのかを理解しておく **表1**[1]。「指示があったから挿入する」ではなく、挿入の目的を理解しておくことで、その後の観察ポイントやアセスメントが明確になる。

表1 膀胱留置カテーテル挿入の目的（例）
①急性の尿閉または膀胱出口部閉塞がある
②重篤な患者の正確な尿量測定が必要である
③特定の外科手技のための周術期使用
④尿失禁患者の仙椎部または会陰部にある開放創の治癒を促す
⑤患者を長期的に安静にする必要がある
⑥終末期ケアの快適さを改善する

（文献1より作成）

② 救急で膀胱留置カテーテルを挿入する意味

　救急では、循環にトラブルがある患者に関わる場面が多くある。そんなときには「ショックの5徴候」**表2** **図1** が現れていないかを確認するが、それだけがショックを判断する材料ではない。

　正常な人体では、血流の4分の1が腎臓に流れている。ショック時は、腎臓や腸管への血流量を減少させて、脳や心臓などに血流を優先的に送る血流再配分の代償反応が起こる。その結果、現れる所見が0.5mL/kg/時以下の乏尿・無尿である。言い換えれば、生命を維持するために、人体は腎機能を犠牲にしてまで戦おうとしているのである。救急で膀胱留置カテーテルを挿入する意味は、循環異常の指標として、尿量をモニタリングするためである。

表2 ショックの5徴候
①蒼白（pallor）
②冷汗（perspiration）
③虚脱（prostration）
④脈が触れない・微弱（pulselessness）
⑤呼吸不全（pulmonary deficiency）

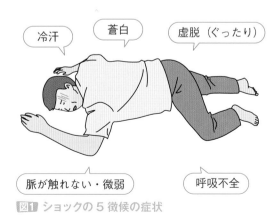

図1 ショックの5徴候の症状

③ 膀胱留置カテーテルの挿入禁忌

女性の骨盤腔内の構造を図2に示す。

内因性・外因性にかかわらず、循環指標のために尿量をモニタリングする病態は多岐にわたる。外傷患者で外尿道口からの出血や会陰部の皮下血腫を認めた場合は、骨盤骨折を疑わなければならない。

骨盤骨折が起因となり、尿道損傷を合併している場合に、カテーテルを挿入することで、尿道損傷の助長や、感染リスクを増大させることにつながりかねない。

④ 膀胱留置カテーテル挿入前のポイント

物品の準備

挿入することが決まったら、まず物品の準備を行う。必要物品は、カテーテル本体、採尿バッグ、消毒薬、潤滑剤、バルーン固定用滅菌蒸留水（固定水）、滅菌手袋、滅菌ガーゼ、敷布などである図3。最近はセット化されたものが販売されており、物品を揃える手間が省けるため、忙しい救急では重宝される。

物品が正しく使用できるかを確認する

物品が揃ったら、それらが正しく使用できるかを確認する。

もしバルーンが何らかの原因で破損していた場合は、固定水が漏れてしまい、カテーテルが脱落してしまう。脱落した場合は再挿入が必要となり、患者にさらに侵襲を加えることになるため、避けなければならない。挿入前に必ず固定水を注入して、バルーンが正常に拡張し、固定水の漏れがないかを確認する図4。

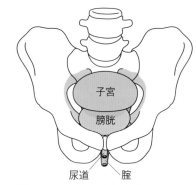

図2 女性の骨盤腔内の構造

子宮
膀胱
尿道　腟

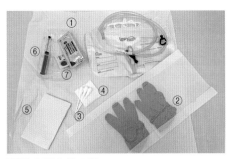

図3 必要物品の例

①ベンザルコニウム塩化物消毒薬、②手袋、③綿棒、④ガーゼ、⑤敷布、⑥滅菌済精製水入りバルーン拡張器、⑦潤滑ゼリー（オールシリコーンフォーリートレイキットの場合）

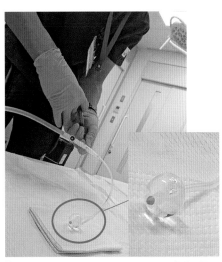

図4 バルーンが正常に膨らみ、固定水が漏れないことを確認する

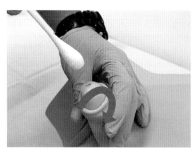 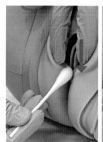 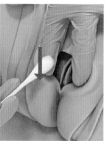 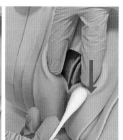

男性：「の」の字を描くように消毒する　　女性：すべて上から下に消毒する

図5 尿道口の消毒

⑤ 膀胱留置カテーテル挿入時のポイント

尿道口の消毒

　患者のプライバシーや差恥心に配慮した環境を整え、挿入を開始する。まずは細菌伝播を予防するため、尿道口を消毒する 図5。

・男性：尿道口から外側に円を描くように消毒する。綿球を変えてさらにもう1回消毒する。

・女性：小陰唇を開き、尿道口が十分に目視できるように露出させる。まず尿道口から肛門側に向かって消毒する。次いで綿球を変え、尿道口の左右を肛門側に向かって消毒する。最後にもう一度、尿道口を消毒する。

挿入長の確認

　消毒できたらカテーテルを挿入していく。ポイントは挿入の長さである。尿道の長さは、男性では16〜18cm、女性では3〜4cmである。尿道の長さを考えると、男性で20cm、女性で4〜6cmを目安に挿入する 図6。

　深く挿入しすぎると、カテーテル先端で膀胱内壁を傷つける可能性があるため、挿入前にある程度の挿入長を確認しておく。

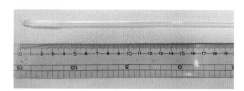

図6 挿入長の確認

男性なら20cm、女性なら4〜6cmを目安に挿入長を確認しておく。

固定水の注入

　尿の流出が確認できたら、さらに1〜2cmカテーテルを進めて固定水を注入する。ポイントは、決められた量の固定水を注入することである 図7。

　必要物品がセット化されたものは、規定の量が専用シリンジに入っており、そのまま注入してもよい。セット化されていないものを準備した際

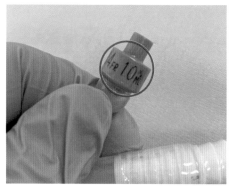

図7 固定水の注入

写真のカテーテルなら10mLの固定水が必要である。カテーテルの種類によって固定水の量は違うため、注入前に必ず確認する。

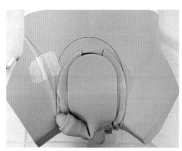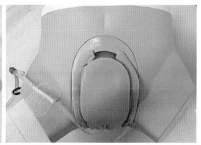

男性　　　　　　　　　　　　　女性

図8 カテーテルの固定方法

は、必ずカテーテルに表記されている注入量を守って固定水を注入する。

　固定水が少なすぎるとカテーテルの脱落につながる。反対に多すぎるとバルーン損傷や、膨らみすぎたバルーンが膀胱内壁を圧迫して膀胱内壁損傷の原因となる。

カテーテルの固定

　カテーテルが正しく挿入されたら固定を行う **図8**。

・男性：陰茎を斜め上向きにして、左右いずれかの下腹部に不織布テープ（優肌絆®）などで固定する。下向きに固定すると、挿入されたカテーテルが尿道屈曲部位を圧迫し、炎症や潰瘍形成を引き起こしてしまう。

・女性：左右いずれかの鼠径部にカテーテルを向けて、大腿内側に優肌絆®などで固定する。カテーテルを腟から離すことで、腟分泌物によるカテーテル汚染を予防する。

✖ NGポイントはココ！

固定水に生理食塩水を使用してはならない！

　膀胱留置カテーテルの固定には、体液の組成に近い液体が用いられる。「その液体は？」と聞かれたら、生理食塩水を思い浮かべるかもしれない。生理食塩水は体液とほぼ等張の塩化ナトリウムが含有されている。そのため体液に近い液体として使用しても大丈夫だろうと考えるかもしれないが、絶対に固定水として使用してはならない。

　なぜなら、バルーン内で塩化ナトリウムが結晶化し、固定水の注入経路を塞いでしまうことで固定水が抜けなくなってしまう。ということは、カテーテルが抜去できないという大変な事態を招くおそれがあるからだ。膀胱留置カテーテルには、電解質が取り除かれた滅菌蒸留水を用いなければならない **図9**。

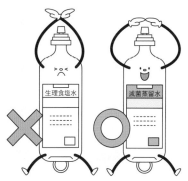

図9 生理食塩水はダメ！
滅菌蒸留水を使用する

胃管挿入の正しい手順

① 胃管を挿入する目的

胃管を挿入する目的は、胃内容の吸引・除去・内容確認、胃洗浄、薬剤や栄養投与が挙げられる。救急では、上部消化管出血に対する血液の体外除去、誤飲した薬物や毒物の体外除去・洗浄、吸着剤と下剤の注入、イレウスの減圧、腹部外傷や急性腹症の嘔吐予防、意識障害時の嘔吐による誤嚥予防などが挙げられる **表3** [2]。

表3 救急での胃管挿入の目的

①上部消化管出血に対する体外への血液排出
②誤飲した薬物・毒物の体外排出や洗浄、吸着剤や下剤の注入
③イレウスの減圧
④腹部外傷・急性腹症の嘔吐予防
⑤意識障害時の嘔吐による誤嚥予防

（文献2より作成）

② 救急で胃管を挿入する意味

用手的に換気を行っている場合、胃内へも送気されることで胃拡張が起こる。拡張した胃が横隔膜を迫り上げ、横隔膜の可動域制限が起こり、換気を妨げる原因となってしまう。また、横隔膜が迫り上げられることで胸腔内圧上昇が起こり、静脈還流を妨げることにもつながる **図10**。

それらを防ぎ、処置の効率を上げるためにも、蘇生の場面では早急な胃管挿入が必要である。

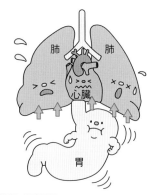

図10 胃拡張

胸腔内圧上昇により、換気と静脈還流が妨げられる。

③ 胃管挿入前のポイント

胃管のサイズと挿入長の確認

胃管挿入前にサイズと挿入長の確認をしておく。

胃洗浄や胃内容物排出が目的の場合は太い径（14〜16Fr）を、栄養剤や薬の注入が目的の場合は細い径（10〜12Fr）のものを選択する。太いほど挿入時の苦痛は大きくなるため、不必要に太い径を選択しない。

挿入長の目安は、鼻孔から外耳孔までの長さ **図11 A** と、外耳孔から剣状突起までの長さ **図11 B** の合算となる。成人ではおおよそ50〜60cm程度である。

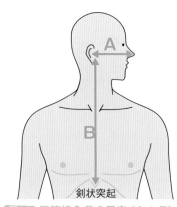

剣状突起

図11 胃管挿入長の目安（A＋B）

④ 胃管挿入時のポイント

嘔吐への対応

　胃管を挿入する対象は、意識清明から意識障害のある患者まで幅広い。どんな患者でも注意が必要なのは、嘔吐による誤嚥である 図12 。特に意識障害のある患者や高齢者は、誤嚥しやすいという認識をもって対応する。誤嚥のリスクがある場合は、すぐに吸引ができる準備や側臥位で挿入するなどの調整が必要である。

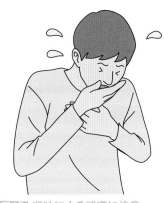

図12 嘔吐による誤嚥に注意
嘔吐反射が強い患者に無理に胃管を挿入すると、誤嚥を起こすリスクがあるため注意する。

⑤ 胃管挿入後のポイント

挿入の確認

　胃管が正しく挿入されたかの確認方法として、①胃部エア音の確認、②胃内容物の吸引と pH 測定 図13 、③X 線撮影を行う。

　すべての確認を推奨するが、それができないこともある。その場合でも、胃部エア音の確認だけで、胃内に入っていると判断してはならない。誤挿入された胃管に送気した場合の音と、胃部エア音を聴き分けることは不可能といわれている。過去には、気管に誤挿入された胃管から聴こえた送気音を胃部エア音だと思ってしまい、栄養剤注入を開始した患者が亡くなるという痛ましい事故が起こっている。

　必ず2つ以上の確認方法で判断することが重要である。

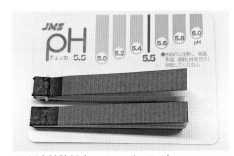

pH 測定試験紙（pH チェッカー5.5）

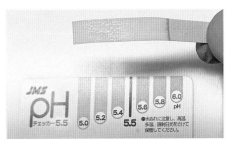

試験紙の色が pH5.5 以下の色になれば OK
図13 pH 測定

固　定

　胃管が正しく挿入されたら固定を行う。ポイントは、胃管が鼻孔周囲に接しないように固定することである。胃管が鼻孔周辺の皮膚を圧迫すると、潰瘍形成や圧迫壊死につながる 図14 。

　各施設で固定方法が確立されていると思うが、どのような方法でも、胃管が鼻孔周辺に接しないように固定することが重要である。

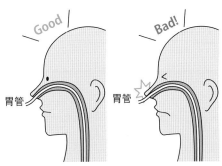

鼻腔周囲に触れないように固定する　　接触部位に潰瘍を作る
図14 胃管の固定方法

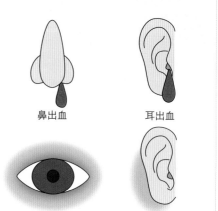

✕ NGポイントはココ！

頭蓋底骨折を疑う場合、鼻から胃管を入れてはダメ！

　頭蓋底骨折がある場合に鼻から胃管を挿入すると、骨折部から胃管が頭蓋内に迷入することがある。脳実質の損傷や中枢系の感染を引き起こす可能性があるため、絶対にしてはならない。

　眼瞼周囲や耳後部の皮下出血、さらさらした鼻出血、耳からの出血を認めた場合には頭蓋底骨折を疑わなければならない **図15**。

鼻出血

耳出血

眼瞼周囲の皮下出血
（パンダの目徴候）

耳後部の皮下出血
（バトルサイン）

図15 頭蓋底骨折を疑う症状

引用・参考文献
1）　矢野邦夫監訳. カテーテル関連尿路感染の予防のための CDC ガイドライン 2009. 株式会社メディコン. https://www.info-cdcwatch.jp/kdb/CDCG2009/HTML5/pc.html#/page/120
2）　日本救急学会監修. 標準救急医学. 第 4 版. 東京, 医学書院, 2011, 115.
3）　日本泌尿器科学会 泌尿器科領域における感染制御ガイドライン作成委員会. 泌尿器科領域における感染制御ガイドライン. https://www.urol.or.jp/lib/files/other/guideline/12_infection_control_urology.pdf
4）　日本外傷学会外傷初期診療ガイドライン改訂第 6 版編集委員会編. 改訂第 6 版 外傷初期診療ガイドライン JATEC. 東京, へるす出版, 2021, 354p.
5）　任和子ほか. 系統看護学講座 専門分野Ⅰ 基礎看護学［3］基礎看護技術Ⅱ. 東京, 医学書院, 2021, 512p.
6）　川西千恵美編. やってはいけない看護ケア. 東京, 照林社, 2010, 224p.
7）　川西千恵美編. 今はこうする！看護ケア. 東京, 照林社, 2014, 128p.

（長井貴司）

7　酸素投与・人工呼吸器

酸素療法の正しい手順

① 酸素療法の準備

①患者の酸素化の評価を行う。②患者に酸素療法の目的を説明し、同意を得る。③手指衛生を行い、必要に応じて手袋を装着する。

④酸素流量計は、恒圧式 **図1** あるいは大気圧式 **図2** を、**表1**[1] に沿って選択する。恒圧式には、大気圧式と類似するタイプのものもある。そのため、恒圧式かどうかを見分けるために、目盛りに「0.4MPa」表示があること、流量計を配管にセットした際に、流量計の浮子が一瞬浮き上がることを確認しておく必要がある。

⑤加湿が必要な場合は、専用のディスポーザブル加湿器と酸素流量計を接続する **図3**。加湿瓶を使用する場合は、蒸留水を上限水位まで入れ、コネクタに酸素流量計を接続する。⑥中央配管の緑色のアウトレットに、カチッと音がするまで差し込み、緩みがないかを確認する **図3**。差し込み口は、医療ガスの種類によって位置や数が異なる **図4**。

⑦酸素流量計のダイヤル（つまみ）を回し、酸素の流出を確認する。

表1 酸素流量計の種類と適応

酸素流量計の種類	適応
恒圧式	低流量システム、高流量システム（ベンチュリーマスク、インスピロンネブライザーなど）
大気圧式	低流量システム（鼻カニューラ、簡易酸素マスク、リザーバーマスク）

（文献1より作成）

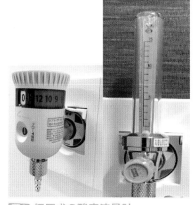

図1 恒圧式の酸素流量計

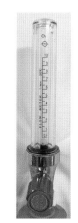

図2 大気圧式の酸素流量計

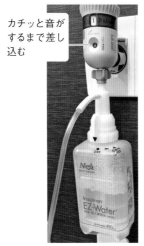

カチッと音が
するまで差し
込む

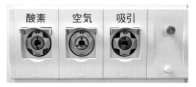

図3 加湿器を中央配管の
アウトレットに差し込む

図4 差し込み口の一例

✕ NGポイントはココ！

接続部分に緩みがあってはならない！

　接続部分に緩みがあると、酸素供給量の低下につながるため、緩みがないようにする 図5 。また、浮子式流量計の場合は、浮子の中心に目盛りがくるように調整する 図6 。

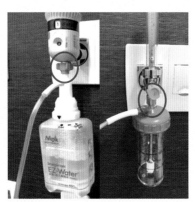

図5 ◯部分に緩みがないように接続
する

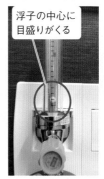

浮子の中心に
目盛りがくる

図6 浮子の中心に目盛りが
くるように調整する

② 酸素投与量と医師の指示の確認

　①酸素投与方法（低流量システム 表2 ）について、医師の指示を確認する。

表2 酸素投与方法と酸素流量ごとの酸素濃度の目安

酸素流量（L／分）＼投与方法	鼻カニューラ	簡易酸素マスク	リザーバーマスク
1	24%	—	—
2	28%	—	—
3	32%	—	—
4	36%	—	—
5	40%	40%	—
6	—	40〜50%	60%
7	—	50〜60%	70%
8	—	60%	80%
9	—	—	90%
10	—	—	90%〜

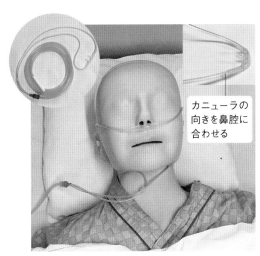

カニューラの向きを鼻腔に合わせる

図7 鼻カニューラによる酸素療法

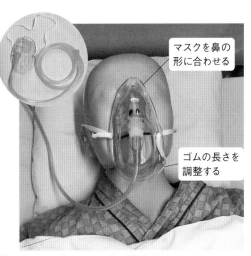

マスクを鼻の形に合わせる

ゴムの長さを調整する

図8 簡易酸素マスクによる酸素療法

③ 酸素療法の実施（低流量システム）

鼻カニューラ 図7

　①指示量の酸素を流し、カニューラの先端の向きに注意しながら、鼻腔内に入れる。②両端のチューブを耳にかけて、顎の下で調節リングを締め、固定する。

簡易酸素マスク 図8

　①指示量の酸素を流し、酸素マスクで鼻と口を覆い（鼻の形に合わせる）、ゴムの長さを調整して固定する。

7

酸素投与・人工呼吸器

酸素流量 5L/ 分以下は簡易酸素マスクを使用してはならない！

　酸素流量を 5L/ 分以下にする場合は、簡易酸素マスクを使用してはならない。酸素流量が少ないとマスク内に呼気が滞留する可能性があるため、酸素流量が 5L/ 分以上の場合に使用する 図9。

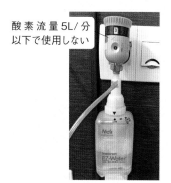

酸素流量 5L/ 分以下で使用しない

図9 簡易酸素マスク使用時の NG ポイント

リザーバーマスク 図10

　①指示量の酸素を流し、酸素マスクで鼻と口を覆い（鼻の形に合わせる）、ゴムの長さを調整して固定する。②一方向弁が外れていないこと、リザーバーバッグが膨らむことを確認する。

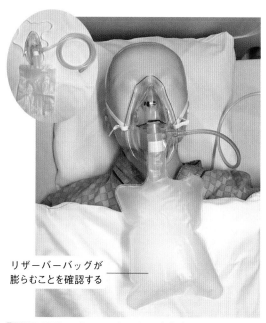

リザーバーバッグが膨らむことを確認する

図10 リザーバーマスクによる酸素療法

✕ NGポイントはココ！

酸素流量6L/分未満はリザーバーマスクを使用してはならない！

　酸素流量が6L/分未満の場合は、リザーバーマスクを使用してはいけない。酸素流量が少ないとマスク内に呼気が滞留する可能性がある。また、○で示すマスクとリザーバー間、側孔の一方向弁がないと高濃度の酸素を供給できないため、一方向弁の有無を確認する 図11 。

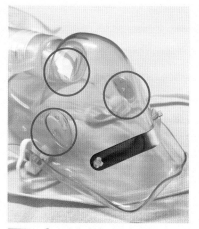

図11 ○の一方向弁の有無を確認

④ 酸素療法の実施（高流量システム）

ベンチュリーマスク 図12

　①酸素流量計は恒圧式を準備する。②医師の指示に従い、酸素濃度に合わせてコネクタ（ダイリューター）を選択し 表3 、蛇管に装着する。③ネブライザー用フードを取り付け、酸素チューブを接続する。④酸素チューブを酸素流量計またはディスポーザブル加湿器に接続する。⑤指示量の酸素を流し、酸素マスクで鼻と口を覆い（鼻の形に合わせる）、ゴムの長さを調整して固定する。

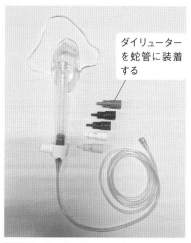

ダイリューターを蛇管に装着する

図12 ベンチュリーマスク

表3 ベンチュリーマスク：酸素濃度と酸素流量

ダイリューター	設定酸素濃度	最適酸素流量	総流量
青	24%	2L/分	52L/分
黄	28%	3L/分	34L/分
白	31%	4L/分	32L/分
緑	35%	6L/分	34L/分
赤	40%	8L/分	33L/分
橙	50%	12L/分	32L/分

ネブライザー機能付き酸素吸入装置（インスピロンネブライザー： 図13 ）

①ヒーターにネブライザーアダプタ 図14 、ディスポーザブル加湿器を接続し、固定する。②ネブライザーアダプタに恒圧式の酸素流量計を取り付ける。③ヒーターの電源プラグをコンセントに差し込む。④ネブライザーアダプタから酸素マスクまでを接続する 図15 。⑤酸素流量計と酸素濃度調節ダイヤルを回して、指示された値に設定する。⑥ヒーターの電源を入れて温度を設定し、ディスポーザブル加湿器の外側から触れて体温程度であることを確認する。

⑤ 気管切開患者への酸素療法

酸素流量計の準備

前述の「①酸素療法の準備」（P.77）に準ずる。

酸素流量 3L/ 分以下の場合 図16

気管切開カニューラ孔に人工鼻（ソフィットベント）を装着し、横から酸素チューブを接続する。

酸素流量 4L/ 分以上の場合

ネブライザー機能付き酸素吸入装置（インスピロンネブライザー）を使用し、トラキマスク 図17 またはトラキ T アダプタ（T ピース 図18 ）を用いる。

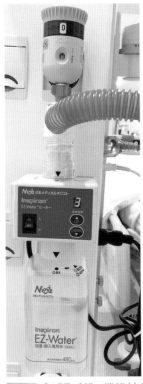

図13 ネブライザー機能付き
酸素吸入装置（インス
ピロンネブライザー）

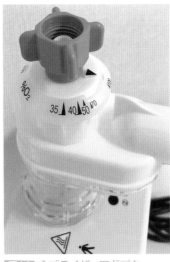

図14 ネブライザーアダプタ

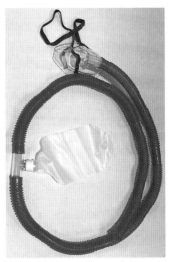

図15 ネブライザーアダプタから
酸素マスクまでを接続する

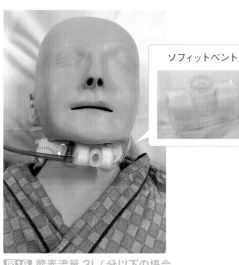

ソフィットベント

図16 酸素流量 3L/ 分以下の場合

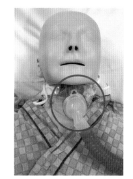

図17 トラキマスク

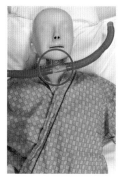

図18 トラキ T アダプタ

✕ NGポイントはココ！

人工鼻とインスピロンネブライザーの併用は禁忌！

気管切開カニューラ孔に直接酸素チューブを接続すると窒息の原因となるため、人工鼻（ソフィットベント）を装着してから接続する。また、人工鼻とインスピロンネブライザーの併用 図19 は、フィルターの目詰まりを起こし、窒息の原因となるため禁忌である。

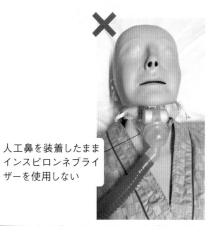

✕

人工鼻を装着したままインスピロンネブライザーを使用しない

図19 人工鼻とインスピロンネブライザーの併用は禁忌

人工呼吸器装着の正しい手順

　救急外来で人工呼吸が行われるのは、心肺停止、急性呼吸不全、急性循環不全、気道熱傷、多発外傷や、脳血管障害、慢性閉塞性肺疾患の急性増悪などで換気が困難な患者が対象である。人工呼吸の種類には、機械的人工呼吸、バッグバルブマスクなどを使用した用手的人工呼吸、非侵襲的陽圧換気（NPPV）がある。救急外来では患者の病態を予測し、人工呼吸器をすぐに使用できるよう、確認しておくことが必要である。

　ここでは、Oxylog® 3000、Oxylog® 3000Plus の装着手順を解説する。

① 人工呼吸器の準備～装着

①人工呼吸器のプラグを非常用電源に接続する 図20。

②中央配管の緑色のアウトレットに、カチッと音がするまで差し込む 図21。差し込み口は、医療ガスの種類によって位置や数が異なるため、注意する。

③手指衛生を行い、手袋を装着する。

④人工呼吸器本体に、専用の回路、人工鼻を清潔に接続する 図22、23。

⑤人工呼吸器本体の電源を入れ、画面メッセージの順に点検を行う。

　1）電源ボタンを押す。

　2）電源が起動したら、"Software ○○" の画面ですぐに回転ノブを押す（セルフテストインジケータが完了するまでに行わないとデバイスチェックの画面へ移行できない）。

　3）メニュー画面の "デバイスチェック" を選択し、表4 の項目をチェックする。

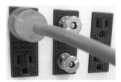

図20 プラグを非常用電源に接続する

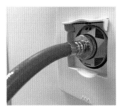

図21 中央配管のアウトレットに差し込む

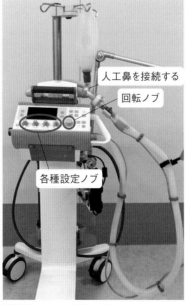

人工鼻を接続する
回転ノブ
各種設定ノブ

図22 人工鼻を接続する

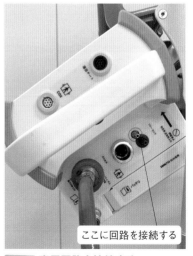

ここに回路を接続する

図23 専用回路を接続する

表4　デバイスチェック画面の項目と内容

回路のチェック

項目	内容
供給圧	✓（自動で入る）
回路タイプ選択	成人用ディスポ（回転ノブで選択し、確定する）
テスト肺	接続（自動でチェックが開始され、終了すると✓に変わる）
回路タイプ	✓（自動でチェックが開始され、終了すると✓に変わる）

システムのチェック

項目	内容
VT（mL）	各種設定ノブを必要な値に設定する
RR（回／分）	
Pmax（cmH$_2$O）	
F$_I$O$_2$（%）	

アラームのチェック

項目	内容
スピーカー	回転ノブで確定（アラーム音が鳴ったら回転ノブで確定すると✓に変わる）
アラーム LED	回転ノブで確定（本体右上ベルマークの上が赤く点滅したら回転ノブで確定すると✓に変わる）
アラームブザー	回転ノブで確定（ブザー音が鳴ったら回転ノブで確定すると✓に変わる）

　4）点検が完了すると、"デバイスチェック：換気、モニタリング、アラーム完了！"と表示される。その後、回転ノブを確定しメニュー画面へ戻る。

⑥医師が設定値を変更する。⑦メニュー画面で"換気開始"を選択し、回転ノブで確定する。

引用・参考文献
1）露木菜緒."酸素療法の進め方". 新 人工呼吸ケアのすべてがわかる本. 道又元裕編. 東京, 照林社, 2014, 124-5.
2）露木菜緒. 前掲書1）, 113-4.
3）日本呼吸ケア・リハビリテーション学会 酸素療法マニュアル作成委員会, 日本呼吸器学会 肺生理専門委員会編. 酸素療法マニュアル（酸素療法ガイドライン 改訂版）. 大阪, メディカルレビュー社, 2017, 144p.
4）小林繁樹監修. 見てできる臨床ケア図鑑 救命救急ビジュアルナーシング. 東京, 学研メディカル秀潤社, 2020, 352p.
5）Oxylog® 3000plus 取扱説明書. Dräger, 54-6.

（竹林正樹）

4章

症状別：
どうする?
患者来院時の
対応

1 胸痛

胸痛で救急搬送された66歳男性。血圧が低く、急変のリスクをふまえて対応する。

患者の状況

搬入前の情報

66歳の男性、胸痛があるため救急要請。
血圧66/30mmHg、心拍数118/分、会話可能、リザーバーマスク10L/分投与下でSpO2 92%、体温36.4℃。

救急車から降りてきた

来院時の情報

リザーバーマスク10L/分投与中、起坐呼吸。
全身冷汗著明であり、顔色も悪い。「お名前をお願いします」の問いかけに「○岡△介……」と自身の名前を返答。

ベッドに移動

看護師の動き

- ●胸痛があって、さらに血圧が低い……急変のリスクもふまえて対応しよう！
  - →呼吸に対しては非侵襲的陽圧換気（NPPV）や人工呼吸器を使用するかもしれないので手配しよう。気管挿管の準備もしておこう。救急カートや除細動器があった方がいいかな。
  - →循環に対しては末梢静脈ラインと輸液の準備をしておこう。救急カートや除細動器もいるな。
- ●「胸痛」を主訴とする見逃してはいけない疾患は、「急性心筋梗塞」「急性大動脈解離」「急性肺血栓塞栓症」「緊張性気胸」だな。思い浮かべながら情報を集めよう！

- ●顔色や意識レベル、苦しそうな呼吸をしていないか、冷汗の状態をみて確認し、脈が触れるか、手首を触って第一印象を確認しよう！
  - →顔色は悪いけど、こちらの問いかけには答えてくれているな。起坐呼吸で喘鳴もある……全身、冷汗でじっとりしている。脈は速くて弱い。ショックの5徴候のうち、蒼白・呼吸不全・冷汗・脈拍微弱があるので、ショック状態の可能性が高い。
  - →一次評価をしながら気道の開通・呼吸・循環（ABC）の安定化を図ろう。
  - →同時に検査を進めて、原因検索をしていかなきゃ。

バイタルサインは血圧 97/80 mmHg、心拍数 109/ 分、呼吸数 30/ 分、SpO$_2$ 89%、喘鳴あり。手足を触ると冷たかった。

● まずは、モニタを装着してバイタルサインを測定する。酸素化も悪いし、呼吸・循環動態が破綻する可能性は高いな。ABC の安定化を図ろう！
→ 呼吸は、気管挿管して人工呼吸器装着の方針が出たので、SpO$_2$ で挿管前後の酸素化を評価していこう。
→ 末梢静脈ラインは 20G で確保できたので、循環の安定化として、輸液の全開投与開始！ 投与後は血圧・心拍数を評価して、増減の指示を仰ごう。
● 原因検索として心電図、胸部 X 線撮影、血液検査、エコーの確認が必要だな。心電図上、ST が上昇しているので急性心筋梗塞の可能性が高いかも……。

情報をアセスメントし、どう準備する？

① 急変の可能性を考えて準備する

　この症例では、搬入前の情報からショック状態であることが予測できた。その場合、「急変に対応できるように、必要な物品を迅速に準備する」必要がある。しかしながら、やみくもに物品を集めるだけでは、抜けが生じやすく時間もかかる。そこで、ABCDE アプローチに関連づけて準備できるようになるとよいだろう 図1 。

　まず、会話が可能という情報から、現在、気道は開通している。しかし、リザーバーマスク 10L/ 分投与下で SpO$_2$ 92%と酸素化は悪く、呼吸状態が破綻する可能性がある。したがって、気道（A）としては気管挿管の準備を、呼吸（B）としては NPPV（non-invasive positive pressure ventilation）や人工呼吸器の手配を行い、気管挿管の際に用いるバッグバルブマスクを準備する。

　次に、血圧 66/30mmHg、心拍数 118/ 分の情報から、ショック状態であり、循環血液量を増やすための輸液や昇圧薬などを投与する可能性を考える。そこで、循環（C）としては末梢静脈ラインや輸液だけではなく、急変時に対応できるよう救急カートや除細動器を準備する。なお、静脈留置針のサイズは、大量の輸液投与にも対応できるよう 20G、またはそれ以上太いものを準備する。

A   airway（気道）：気道管理に必要な物品

＊頭部後屈・顎先挙上などの気道確保の手技で気道管理ができない場合に用いる

気管挿管セット

挿管チューブ

スタイレット

喉頭鏡

固定用テープまたは
チューブ固定用ホルダー

潤滑剤（キシロカイン®ゼリーなど）、10cc シリンジ、バイトブロック

経鼻エアウェイ　　　　口咽頭エアウェイ　　　ラリンゲルチューブ　　　ラリンゲルマスク

　　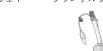　　　　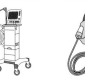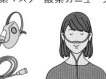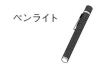

B   breathing（呼吸）：呼吸管理に必要な物品

バッグバルブマスク・人工呼吸器　　酸素マスク・酸素カニューラ

D   disability of CNS（意識）：
意識の評価に必要な物品～

ペンライト　　

C   circulation（循環）：循環管理に必要な物品

輸液　　　　循環作動薬　　　　　　　　除細動器
　　　　　・抗不整脈薬
　　　　　・利尿薬など

E   exposure & environmental
control（脱衣と外表・体温）：外表・
体温の評価と脱衣に必要な物品

体温計　　　服を切るためのはさみ

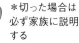　＊切った場合は
必ず家族に説明
する

図1 ABCDE アプローチに関連づけて準備する物品

② 致死的な疾患を思い浮かべる

　緊急度・重症度の高い患者の対応を行う場合、①で準備した物品を用いて ABC の安定化を図ると同時に、症状から疾患を予測し、それに関連する情報を集め、原因の特定を行っていく必要がある。「胸痛」を主訴とする見逃してはいけない疾患は、「急性心筋梗塞」「急性大動脈解離」「急性肺血栓塞栓症」「緊張性気胸」である。これらを予測しておくと、必要な問診や検査の内容が明確になり、情報を迅速に集めやすくなる。

患者がやってきた！　どう対応する？

① ショックの5徴候がないか確認する

　救急車が到着したら、最初に行うのが第一印象の評価である。患者の重症度、つまり「すぐに対応しないと危険な状態なのか」を「目で見て」「耳で聞いて」「手で触って」評価する。前述したように、胸痛を主訴とする見逃してはならない疾患は「急性心筋梗塞」「急性大動脈解離」「急性肺血栓塞栓症」「緊張性気胸」の4つである。「急性心筋梗塞」や「緊張性気胸」は心臓のポンプ機能が、「急性大動脈解離」や「急性肺血栓塞栓症」は酸素を運搬する役割である血液の通り道が障害され、酸素の需要と供給のバランスが崩れ、ショック状態になる可能性が高くなる。そのため、ショックの5徴候（3章6 表2 P.70）を意識してみていく必要がある。

　救急車到着時、観察できた内容は、「顔色が悪い」「声かけに対して返答ができ、内容も問題ない」「起坐呼吸であり、喘鳴もある」「冷汗」「脈が速くて弱い」であった 図2。「声かけに対して返答ができ、内容も問題ない」という点から、意識はあると評価できる。残りの「顔色が悪い」「起坐呼吸であり、喘鳴もある」「冷汗」「脈が速くて弱い」は、ショックの5徴候の「蒼白」「呼吸不全」「冷汗」「脈拍微弱（触知不能）」に該当する。この4点が該当したということは、患者は今、ショック状態の可能性が高いということになり、「重症だ！」と判断する。

② 一次評価を行い、ABCの安定化を図る

　第一印象で重症と判断した場合、一次評価のABCDEアプローチを行うためにモニタを装着し、バイタルサインを測定して、根拠となる情報をとる 図3。そして同時にABCの安定化を図る。

　まず、気道（A）に関しては、「声かけに対する返答ができている」ことから、気道は開通していて問題はないが、呼吸（B）に関しては、「起坐呼吸であり、喘鳴もある」、加えて「リザーバーマスク10L/分投与下で呼吸数30/分、SpO₂ 89%」と状態が悪いため、気管挿管し、人工

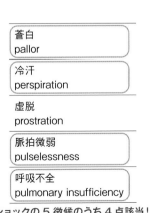

ショックの5徴候のうち4点該当！
図2 本CASEで救急車到着時に観察できた内容

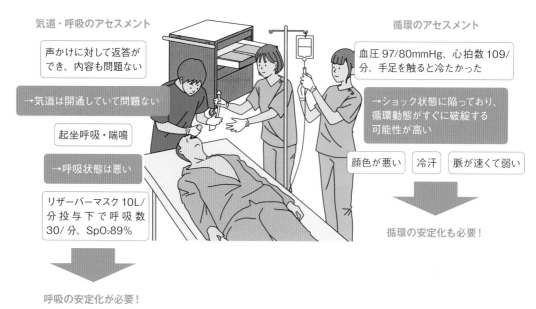

気道・呼吸のアセスメント

声かけに対して返答ができ、内容も問題ない

→気道は開通していて問題ない

起坐呼吸・喘鳴

→呼吸状態は悪い

リザーバーマスク 10L/分投与下で呼吸数 30/分、SpO$_2$89%

↓

呼吸の安定化が必要！

循環のアセスメント

血圧 97/80mmHg、心拍数 109/分、手足を触ると冷たかった

→ショック状態に陥っており、循環動態がすぐに破綻する可能性が高い

顔色が悪い　冷汗　脈が速くて弱い

↓

循環の安定化も必要！

図3 一次評価と ABC の安定化

呼吸器で呼吸の補助が必要だと考えられる。循環（C）に関しては、バイタルサインは「血圧97/80mmHg、心拍数 109/分」であり、また「手足を触ると冷たかった」を「顔面蒼白」「冷汗」「脈拍微弱」という第一印象と併せてアセスメントすると、ショック状態に陥っており循環動態がすぐに破綻する可能性が高いため、末梢静脈ラインを確保し、輸液の投与が必要だと考えられる。

　第一印象で判断した通り重症な状態であったため、早急に「気管挿管」「人工呼吸器装着」「末梢静脈ライン確保」「輸液投与」を施行し、ABC の安定化を図っていく。ショック状態にある患者の末梢静脈ラインは、血管が虚脱して確保しにくいことがある。それでも 20G 以上の静脈留置針で確保しなければいけないため、穿刺部位は、末梢側の皮静脈ではなく正中皮静脈など太い血管を第一選択とする方がよい。

　そして、看護師は処置に伴うバイタルサインの推移や患者の状態の変化を把握し、医師と共有していく。

③ 原因の特定に必要な情報を集める

　ABC の安定化を図りながら、問診や心電図・胸部 X 線撮影・血液検査などを行い、原因の特定に必要な情報を集めていく。

　問診では、現病歴や既往歴など（2 章 1 **表6** P.22）を確認することによって、原因を絞ることができる。重症患者であれば患者自身から聴取できないこともあるため、家族など患者情報を知っている人物が来院しているかどうかも重要な確認事項である。

　検査では、心電図上で、ST 上昇が認められたため、「急性心筋梗塞」「急性大動脈解離」「急性肺血栓塞栓症」「緊張性気胸」のうち、「急性心筋梗塞」の可能性が非常に高く、次に「急性大動脈解離」の可能性が高いと考える。続いて胸部 X 線撮影や血液検査、エコーを行い、医師は

その結果から急性心筋梗塞であるのか、そのほかの疾患であるのかを診断していく。そのため、看護師は行われた検査の結果を把握しておく必要がある。

　検査の結果、急性心筋梗塞であると診断されれば、緊急カテーテル検査による再灌流療法を行うことになる。その場合、患者到着時から閉塞した冠動脈の血流を再開させる治療が始まるまで（door-to-balloon time）が 90 分以内であることが求められる。したがって、ABC の安定化と原因の特定は迅速に進めていくことが重要である。

引用・参考文献

1）　日本内科学会専門医制度審議会 救急委員会編．"救急患者に対する系統的アプローチ"．内科救急診療指針 2022．東京，総合医学社，2022，2-12．
2）　"胸背部痛"．前掲書 1），65-70．
3）　"急性冠症候群"．前掲書 1），166-9．
4）　"急性肺血栓塞栓症"．前掲書 1），184-92．

（徳永里絵）

1

胸痛

2 頭痛

CASE 頭痛で救急搬送された50歳女性。呼吸と意識レベルをまず確認するが、ぐったりとしている。

患者の状況

搬入前の情報
50歳の女性、頭痛が耐えきれずに救急要請。
血圧 190/78mmHg、JCS I-3。

救急車から降りてきた

来院時の情報
ぐったりとストレッチャーに横たわっている。声をかけても反応しない。

ベッドに移動

バイタルサインは心拍数48/分、呼吸数12/分、血圧 190/89mmHg、JCS Ⅲ-200、GCS E2V2M3（合計7点）。

看護師の動き

- いつから頭痛があったのか、話せたら聞いてみよう。造影剤や降圧薬を使うかもしれない。
  →静脈ライン挿入、輸液準備。
- 画像検査にすぐに行けるように、放射線科へ一報を入れておこう。
- 急に嘔吐するかもしれないから、頭部側にフラットタイプのオムツ（吸収シート）を敷いておこう。
- 吸引器が使えるようにして、制吐薬も準備しておこう。

- 患者が到着したらまず、患者に声をかけ、呼吸と意識レベルを確認しよう。
- 血圧が高いから、頭蓋内圧が高くなっているかも。

- 意識を確認しよう！
- モニタをつけよう！
- バイタルサインから切迫するD（中枢神経障害）が考えられる。
- 血管を確保！ 血圧はこのままでいいのかな？
- どんな検査をするのかな？
- 呼吸状態は大丈夫かな？

情報をアセスメントし、どう準備する？

① 致死的な疾患を思い浮かべる

　頭痛をもたらす要因は非常にたくさんあり、一次性頭痛、二次性頭痛、その他の頭痛に分類される[1]。救急の現場では特に二次性頭痛を疑い、対応していく **表1** [1]。

　頭痛由来の致死的な病態として脳卒中、特に「クモ膜下出血」が挙げられる **表2** [2]。予後は、

表1 頭痛の分類

一次性頭痛	二次性頭痛	有痛性脳神経ニューロパチー、ほかの顔面痛およびその他の頭痛
偏頭痛 以前から存在する偏頭痛が慢性化した場合、有意に悪化した場合は注意。前兆として他に症状がないか（月経周期など） **緊張型頭痛（生涯有病率30〜78%）** 圧迫感、締めつけ感が数時間、数日間続く。嘔吐はない **その他の一次性頭痛** ヘルメット、ヘアバンドなどによる圧迫、ポニーテール、寒冷刺激など	頭部外傷 脳梗塞 一過性脳虚血発作（TIA） クモ膜下出血（SAH） 急性硬膜下血腫（ASDH） 脳動静脈奇形（AVM） 椎骨動脈解離 もやもや血管症（MMA） 髄膜腫、髄膜炎 低髄圧症、脳腫瘍 てんかん発作 一酸化炭素、アルコール コカイン、ヒスタミンなどの薬物乱用 カフェイン、オピオイドなどの離脱 高山性、飛行機頭痛 緑内障、歯痛、副鼻腔炎、顎関節症 精神疾患	三叉神経痛 有痛性三叉神経ニューロパチー （帯状疱疹、外傷後など） 舌咽神経の病変または疾患による疼痛 中間神経の病変または疾患による疼痛

（文献1より作成）

表2 頭痛をきたす代表的疾患とその特徴

病名	頻度	生命の危険度	入院の必要性	観察のポイント
クモ膜下出血	◎	◎	◎	突発性の激しい頭痛
脳内出血	◎	◎	◎	突発性の意識障害 高血圧
髄膜脳炎	◎	◎	◎	発熱、急性進行性の頭痛
慢性硬膜下血腫	◎	△	◎	中年以降の男性、転倒の既往歴
緑内障	△	×	◎	視力低下、急激な眼痛
三叉神経痛	△	×	×	三叉神経領域、短い時間持続、一側性
緊張型頭痛	◎	×	×	項部・後頭部痛、肩こり
片頭痛	◎	×	×	前兆として羞明（まぶしい）、発汗、蒼白
群発頭痛	△	×	×	男性に多い。数週間群発、流涙、鼻漏など

◎：高い　△：低い　×：なし

（文献2より転載）

①即死、②機能障害をもって生存、③社会復帰が3分の1ずつといわれている[3]。若年層でも発症し、不幸な転帰を遂げるケースもあり、皆さんもよく遭遇しているのではないだろうか。

また、脳出血や脳梗塞でも、発症した場所や出血・梗塞の範囲によって予後不良となりやすく、致死的な状態となる。診断がつくまで慎重な観察と管理が重要となるため、基礎疾患や生活習慣などの危険因子 表3 をはじめ、得た情報は必ず医師と共有しよう。

表3 脳卒中の危険因子

基礎疾患	生活習慣
高血圧	喫煙
糖尿病	大量飲酒
脂質異常症	肥満
心房細動	運動不足

② 急変に備え、迅速な画像診断に向けて準備する

事前情報から患者の状態と、その後に起こりうる状態をイメージした準備が必要になる。患者自身や家族から聴取した内容から、診察に移るまでの間に急変する可能性を考慮し、致死的な病態を疑いながら画像検査へ向かうようにする。

医師と予測される病態、行う処置の情報共有

患者が到着すると目まぐるしく検査や処置が進む。行う処置を事前に医師と確認しておくことで、あわてず安全に患者対応ができる。指示された内容をメモに書き留める、復唱するといったことを忘れずに行いたい。また、1人ですべてをこなす必要はなく、周囲のスタッフにもどんな患者が来るのかを伝えておくことで、チームとして患者の救命にあたることができる。

急変への備え

救急カートをいつでも使えるように近くに持ってくる。救急カートに「何が」「どこに入っているか」「使い方」を把握しているだろうか？ 病院到着までの経過でGCS合計8点以下であれば、気管挿管が推奨される。バッグバルブマスクや酸素投与、吸引がすぐに行えるように事前に中央配管にチューブ類を接続して、吸引圧がかかるか確認しておこう。

点滴ラインの準備

輸液ラインに使用する穿刺針は20G、耐圧式（一般的な輸液ラインでは耐圧性に乏しいため）の輸液ラインで2ルートが望ましい。これにより、造影剤の到達時間の遅延、血管外漏出を防ぐ。頭蓋内病変を疑う場合、多くの施設で画像検査、加えて造影剤を使用することがある。脳血管撮影時、左腕頭静脈では造影剤のうっ滞が起こるリスクがあり、画像がきれいに撮れないことがあるため、可能な限り右手を選択する（施設ごとのルールでももちろんOK）。

薬剤の準備

制吐薬、降圧薬、鎮痛・鎮静薬の準備、シリンジポンプを点滴スタンドにセットする。事前情報がある場合、医師に確認のうえ使用する可能性のある薬剤を準備する。アンプルカットや開封はせず、すぐに使えるように準備しておくことで慌てずに対応できる（降圧薬や鎮静薬を持続投与することもあるため）。

環境調整

頭蓋内圧亢進時、嘔吐を誘発することがある 表4 [3]。ガーグルベースン、防水シーツ、吸引器

表4 頭蓋内圧亢進症状

	急性	慢性
原因	頭蓋内血腫（脳血管障害・外傷など） 脳腫瘍 水頭症	良性脳腫瘍（髄膜腫など） 先天異常 特発性頭蓋内圧亢進症
自覚症状	激しい頭痛 悪心・嘔吐	頭痛（朝方） 悪心・嘔吐（消化器症状を伴わない） 視力障害（うっ血乳頭による） めまい
その他の症状	クッシング現象（血圧上昇、徐脈） 意識障害、散瞳 けいれん 網膜出血	うっ血乳頭 外転神経麻痺 記憶障害 人格変化

（文献3より改変）

2

頭痛

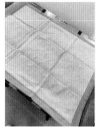

防水シーツ　　　吸引器

中央配管がある場合は、吸引器とコネクタの接続がゆるんでいないか、また内容物でいっぱいになっていないかを確認する。

図1 嘔吐に備えた準備

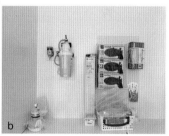

a　　　　　　　b

図2 頭痛患者が来たときの診療室（例）

a：壁は白く、照明がなくても自然光で患者を観察しやすい。可能な限り照明を落とすように環境調整を行う。
b：必要な物品がすぐに使用できるよう、整理整頓・管理が重要となる。

はすぐに使えるようにしよう**図1**。また、個人防護具（手袋、マスク、フェイスシールド、ビニールエプロン）をしっかり着用し、嘔吐物による曝露を防ぐことも大切である。

　特に、クモ膜下出血が疑われる場合、光や音の刺激を最小限に、外的刺激を少なくして動脈瘤の再破裂の予防に努めたい。可能な限り診察室の照度を下げ、場合によっては目元を隠すタオルなどを用意する。

　救急外来は、テクニカルアラームや医療スタッフの声が飛び交い、「静かな環境」とはいいにくい。頭痛がひどいとき、そのような環境でゆっくり休めるだろうか。初期診療の場でも患者が安楽になれる環境調整、いざというときにすぐに物品が使用できるように環境調整することも、安全に診療を進める看護のポイントである**図2**。

　また、放射線科に緊急の患者が搬送されてくることを事前に連絡しておくことで、スムーズに画像検査に進むことができる。

患者がやってきた！ どう対応する？

① ABCDE の安定を意識して対応する

患者が到着したら、ABCDE（気道、呼吸、循環、意識、外表と体温）の評価を行う。特に生理機能の維持、ABC の安定化が重要である。頭痛を発症してから、ABCDE に異常がないかを念頭に置いて観察を進めていく。

② 病歴聴取（SAMPLER ＋ OPQRST）

頭痛は子どもから高齢者まで、腹痛と同様に訴えの多い症状である。SAMPLER ＋ OPQRST のツールを用いることで漏れなく情報を収集できる（2 章 1 表6 P.22）。時間の経過とともに患者が話せなくなった場合、一緒に来院した人がいれば、その人から聴取することも重要である。

危険な頭痛を見逃さないためのポイントとして、いつからの頭痛なのか、突然の激痛か、どんなときに痛みが強くなるのか、頭痛を自覚した環境、頭痛以外の症状はないかを患者本人や家族、周囲に居合わせた人、救急隊などから情報収集しよう。

③ クッシング現象に注意して観察する

頭痛では頭蓋内病変を疑い、特にクッシング現象に注意してバイタルサインを観察する。クッシング現象とは、急激な頭蓋内圧の亢進により血圧上昇と徐脈がみられることをいう。日本高血圧学会の高血圧診断基準は収縮期血圧 140mmHg 以上、拡張期血圧 90mmHg 以上で、血圧が高いほど脳卒中の発症率は高いとされている。画像もふまえた診断がつくまで、モニタリングを継続し循環動態の変動に注意したい。

また中枢神経障害がないか、JCS、GCS、四肢の麻痺の有無、瞳孔所見を観察する。頭痛を訴えてから病院到着までの間に、意識レベルや四肢の動きに変化はないか、把握することが大切である。時間の経過につれて頭蓋内圧が高くなった場合は、それだけ脳実質へ影響があり致死的な状態である。病態によっては緊急で手術を考慮することもあるため、病院到着時よりも意識レベルが悪くなったらすぐに医師へ報告する。

そのときに、瞳孔を初めて観察する場合、ペンライトを使用することは避ける。万が一、クモ膜下出血だった場合、光刺激で再破裂の危険があるためである。

④ 画像検査から診断、追加検査をする

CT 画像検査の前に「経口血糖降下薬」の服用がないかを確認する。ビグアナイド系経口血糖降下薬（メトホルミン）はヨード系造影剤を使用した場合、乳酸アシドーシスを発症しやすく48 時間の休薬が必要とされている。腎機能が正常で特に合併症がない場合、休薬をしないとするガイドライン[4] もあるので、施設ごとの基準を確認しよう。

MRI 検査へ向かう際は、「体内金属の有無」を確認する。主にペースメーカー、血管内や消化

器内のステント、インプラントやコンタクトレンズなどが挙げられる。最近では美容外科の施術に伴う金属糸などもあるため、場合によっては検査が受けられないこともある。施設の問診票に沿って、安全に検査が行えるよう確認をする。

　画像検査でおおむね診断がつくこともあるが、検査へ向かう際、検査中、検査が終了してからもクッシング現象がないか観察する。画像で診断がつかない場合は、追加で髄液検査などを行う。使用する物品を準備し、清潔操作で安全に検査が行えるように環境整備を実施する。

⑤ 先入観をもたないで観察を継続する

　頭痛は主観的な訴えで、その苦痛は患者本人にしかわからない。アルコールや薬物摂取、気圧の変化、気持ちの感じ方などでも頭痛は起こる。また、画像検査などから診断が確定しないことや、診察中に頭痛が軽減することもある。特に ABC が安定し、意識レベルも保たれている場合は注意が必要である。「この患者さん、本当に大丈夫かな？」という視点を忘れず、入院もしくは帰宅まで観察を継続し、どんなサインがあったら再受診を勧めたらよいかを医師と確認しよう。

引用・参考文献
1)　日本頭痛学会・国際頭痛分類委員会訳. 国際頭痛分類. 第 3 版. 東京, 医学書院, 2018, 282p.
2)　小林國男. "頭痛". KS 好きになるシリーズ 好きになる救急医学. 第 3 版. 東京, 講談社, 2016, 197-8.
3)　医療情報科学研究所編. 病気がみえる vol.7 脳・神経. 第 2 版. 東京, メディックメディア, 2017, 624p.
4)　日本医学放射線学会ほか. ヨード造影剤（尿路・血管用）とビグアナイド系糖尿病薬との併用注意について（第 2 報）. http://www.radiology.jp/content/files/994.pdf
5)　日本救急医学会監修. 救急診療指針. 改訂第 4 版. 東京, へるす出版, 2011, 820p.
6)　日本脳卒中学会 脳卒中ガイドライン委員会編. 脳卒中治療ガイドライン 2015 [追補 2019 対応]. 東京, 協和企画, 2019, 366p.
7)　日本救急看護学会セミナー委員会. 救急初療看護に活かすフィジカルアセスメント ミニガイド. 2020. http://jaen.umin.ac.jp/pdf/physical_miniguide_20200428.pdf
8)　日本救急看護学会監修. 救急初療看護に活かすフィジカルアセスメント. 東京, へるす出版, 2018, 304p.

（齋藤美香子）

3 腹痛

CASE 腹痛で救急搬送された85歳男性。ショックや心疾患の可能性も考えながら対応する。

患者の状況

搬入前の情報

85歳の男性、数日前から心窩部の違和感があり、1時間前から上腹部の強い痛みが出現したため救急要請。
会話可能、意識清明、体温37.2℃、血圧103/62mmHg、心拍数120/分、呼吸数30/分、SpO₂ 96%。

救急車から降りてきた

来院時の情報

呼びかけると返事はあるが、苦悶様表情である。呼吸は浅く速く、手を握ると冷たく湿っている。また橈骨動脈は速く弱い印象。

ベッドに移動

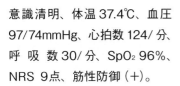

意識清明、体温37.4℃、血圧97/74mmHg、心拍数124/分、呼吸数30/分、SpO₂ 96%、NRS 9点、筋性防御（＋）。

看護師の動き

● 頻呼吸、頻脈を呈しており、ショックの可能性がある。これからさらに状態が悪化するかもしれない。
　→挿管の準備、補液、静脈ライン確保の準備。
● 主訴は腹痛だが、心疾患の可能性も考慮しつつ準備を進めよう。
　→エコー、心電図、血液検査の準備。

● 患者が到着したら、ショック徴候があるか、外観、呼吸、循環の確認をする！
● 顔色、呼吸、皮膚の冷感・湿潤の有無を確認する。また橈骨動脈を触知し、脈の速さや強さを確認する。
　→①頻呼吸、頻脈、②末梢循環が不良、③高齢、④症状が強いことから、緊急度は高いと判断できる。

● ベッドに移動したらモニタを装着し、バイタルサインを評価する！
● 低血圧、頻呼吸があり、qSOFAスコアの基準のうち2項目を満たす。また痛みも強く腹膜刺激症状もあるため、緊急度は高いと判断できる。身体所見をとりつつ必要な検査を進め、緊急手術も視野に入れ準備を進める。

情報をアセスメントし、どう準備する？

① 緊急性の高い急性腹症を思い浮かべる

　腹痛といっても、その原因は消化器系疾患だけでなく、血管系疾患、尿路系疾患、産婦人科系疾患、内分泌系疾患と多岐にわたる **図1**。重要なのは、緊急性の高い急性腹症を見逃さないことである。

　『急性腹症診療ガイドライン』では、「急性腹症とは、発症1週間以内の急性発症で手術などの迅速な対応が必要な腹部（胸部なども含む）疾患である」[1] と定義されている。特に **表1** に示すような緊急性の高い急性腹症を念頭に置いて、受け入れ準備を進めるとよいだろう。

　この患者は搬入前の情報で、「上腹部の強い痛み」というキーワードがある。そのため、消化器疾患だけでなく、心筋梗塞などの急性冠症候群や急性大動脈解離などの血管病変も念頭に置いておく。

② 原因検索と同時に、ショックを回避するための準備を行う

　救急隊からの事前情報から、疾患を予測しつつ原因検索の準備を進めることは重要だが、さら

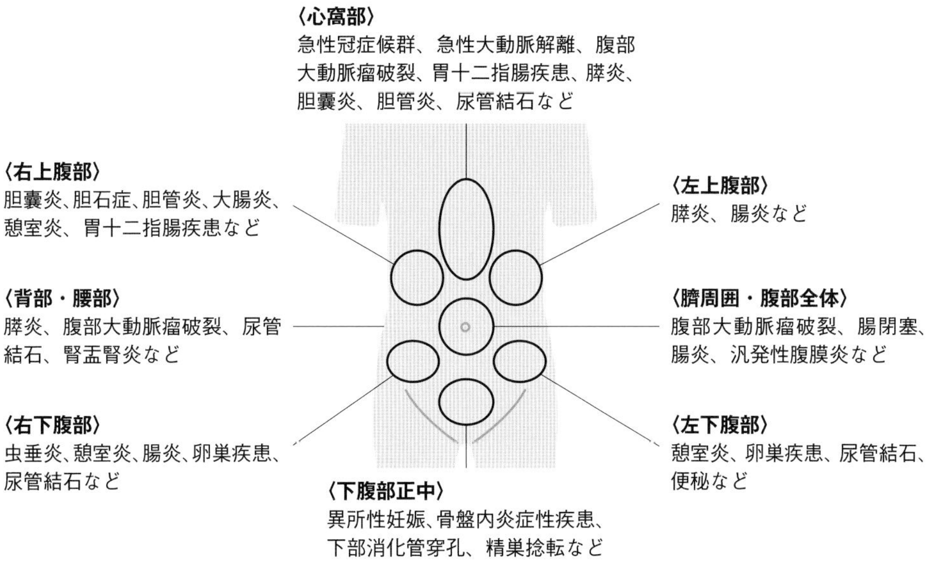

〈心窩部〉
急性冠症候群、急性大動脈解離、腹部大動脈瘤破裂、胃十二指腸疾患、膵炎、胆嚢炎、胆管炎、尿管結石など

〈右上腹部〉
胆嚢炎、胆石症、胆管炎、大腸炎、憩室炎、胃十二指腸疾患など

〈左上腹部〉
膵炎、腸炎など

〈背部・腰部〉
膵炎、腹部大動脈瘤破裂、尿管結石、腎盂腎炎など

〈臍周囲・腹部全体〉
腹部大動脈瘤破裂、腸閉塞、腸炎、汎発性腹膜炎など

〈右下腹部〉
虫垂炎、憩室炎、腸炎、卵巣疾患、尿管結石など

〈左下腹部〉
憩室炎、卵巣疾患、尿管結石、便秘など

〈下腹部正中〉
異所性妊娠、骨盤内炎症性疾患、下部消化管穿孔、精巣捻転など

図1 部位からみた腹腔内臓器の疾患による腹痛

表1 緊急性の高い急性腹症

・急性大動脈解離	・腹部大動脈瘤破裂	・急性冠症候群	・上腸間膜動脈閉塞
・消化管穿孔	・絞扼性イレウス	・閉塞性化膿性胆管炎	・急性膵炎
・急性胆嚢炎	・異所性妊娠	・卵巣出血	・卵巣嚢腫茎捻転

に重要なのは、バイタルサインなどから「ショックがないか」または「ショックに移行しないか」を考えることである。すなわち、事前情報から気道（A）、呼吸（B）、循環（C）、意識（D）に問題がないかを評価する。もし異常があれば、安定化させるために必要な物品や薬剤を準備する。

　この患者は会話が可能で意識清明だが、頻呼吸（呼吸数30/分）、頻脈（心拍数120/分）であり、ショックの可能性がある。したがって、事前情報からは呼吸（B）、循環（C）の異常があると評価ができる。しかし、この評価は定点的なものであり、変化していく可能性があるため、来院時には再度評価を行う。

　表2にあるような準備を進めつつ、救急隊からの情報をスタッフ間で共有することも重要となる。救急外来を受診する患者は多岐にわたる。少ないスタッフでの救急患者対応を余儀なくされる場合もあり、受け入れベッドはどこにするかなど、人と物を効率的に動かしていかなければならない。したがって、医師も含めたスタッフ間でしっかりと情報共有を行い、患者の受け入れを行う。

患者がやってきた！ どう対応する？

① 第一印象とバイタルサインを評価し、緊急度を判断する

　まずは緊急度が高いかどうか表1を、呼吸、循環、外観・意識状態の3つの視点で「パッ」とみて判断する。あくまでも第一印象は危険な状態かどうかを瞬時に判断するので、短時間に済ませる必要がある。この患者は①頻呼吸、頻脈であること、②末梢循環が不良であること、③症状が強いこと、④高齢であることから、緊急度は高いと判断できる。

　次に、患者がベッドに移動したら、バイタルサインを測定する。腹痛ではショック状態になる患者もいる。また、緊急手術や緊急輸血が必要になるケースも考え、血管確保を行う際には血算、生化学、凝固系の検査に加えて、血液型検査やクロスマッチ検査も実施する。

　血圧97/74mmHg、心拍数124/分、呼吸数30/分という数値からも低血圧、頻呼吸があり、quick SOFA（qSOFA）スコア表3の基準のうち2項目を満たすため、やはり緊急度は高いと判断できる。

表2 事前準備

ショックに備えた準備
・気管挿管　・吸引　・酸素投与　・静脈ライン確保物品　・補液
腹痛の原因検索のための準備
・エコー（心エコー、腹部エコーができるように）、CT検査、胸部・腹部単純X線検査
・血液検査、尿検査
・12誘導心電図（血管病変も考慮する）
その他
・膿盆（嘔吐に備える）
・更衣
・保温するためのタオルケットや毛布

腹痛を訴える患者で起こりうるショックは、出血や脱水を伴う循環血液量減少性ショックや、腹膜炎、胆管炎などで敗血症に陥った際に起こる血液分布異常性ショックである。バイタルサインを評価する際には、これらのショックがないかを念頭に置いて評価しよう。

表3 qSOFA スコア

①意識変容
②呼吸数≧ 22/ 分
③収縮期血圧≦ 100mmHg

2 項目以上を満たす場合は敗血症を疑う

② 二次評価を行う（身体所見をとり、重点的にアセスメントする）

どのような痛みなのか、どの程度の痛みなのかを評価する

痛みに対して問診を進める際に有効なのが OPQRST 法（2 章 1 表6 P.22）である。この方法で得られた情報から、どの臓器のどんな疾患なのかが絞られてくる。また、痛みを客観的に評価するスケールがいくつかある 図2。これらのスケールを用いて繰り返し評価することで、経時的な痛みの評価や鎮痛薬の効果を評価できる。

激しい腹痛は患者の不安を助長するうえに、痛みによって安静が保てなければ検査に遅れが生じる。安楽な体位を工夫することも重要であるが、医師に疼痛の程度を報告し、鎮痛薬の投与も考慮する。

患者は NRS 9 点でかなり強い痛みが続いているため、医師と情報共有し、鎮痛薬の投与を考慮する。

① numerical rating scale (NRS)
痛みを 0～10 の 11 段階に分けて表す。まったく痛みのない状態を「0」、自分が今までに体験した最悪の痛みを「10」として、今感じている痛みの点数を質問する方法

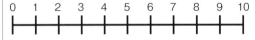

② visual analogue scale (VAS)
左端をまったく痛みが感じない状態とし、右端を最悪の痛みとして、現在の痛みの程度について患者に直線上に印をつけてもらう方法

痛みなし　　　　　　　　　　最悪の痛み

③フェイススケール
人間の表情で痛みの状態を示す。患者に現在の痛みの程度を選択してもらう方法

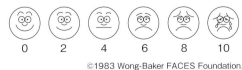

0　　2　　4　　6　　8　　10

©1983 Wong-Baker FACES Foundation.

図2 痛みの強さを評価するスケール

表4 腹痛患者の重点アセスメント

	身体所見
顔面	眼球結膜の黄染、眼瞼結膜蒼白
頸部	呼吸補助筋の使用、頸静脈の怒張、皮下気腫
胸部	胸郭運動の左右差、鼓音、濁音、皮下気腫、圧痛、呼吸音（左右差、副雑音）
腹部	筋性防御、ブルンベルグ徴候（反跳痛）、皮下出血斑、手術痕、腸蠕動音、腹部膨満感
下肢	発赤、浮腫

腹膜刺激症状の有無を判断する

　腹膜刺激症状とは腹膜まで炎症が及んだ際に起こる症状で、代表的なものとして筋性防御とブルンベルグ徴候がある。筋性防御は手のひらで腹部を圧迫した際に腹壁が硬く緊張している状態をいう。ブルンベルグ徴候は腹部を手のひらで徐々に圧迫し、急に離すと痛みを感じる症状で、反跳痛ともいう。これらの腹膜刺激症状がみられるときには外科的に緊急手術になる可能性が高く、要注意となる。この患者は筋性防御があり、腹膜まで炎症が及んでいることが予測されるため、緊急手術も考慮しつつ準備を行う。

　腹痛の場合、どうしても腹部のみを観察してしまいがちだが、頭の先から足先までしっかりと観察を行うことで、腹痛の原因を特定するヒントが得られることがある。**表4**に腹痛患者の重点アセスメントを示したので、参考にしてほしい。

引用・参考文献
1）　急性腹症診療ガイドライン出版委員会編. "急性腹症の定義". 急性腹症診療ガイドライン2015. 東京, 医学書院, 2015, 16.

（坂田 司）

4 意識障害

CASE 自宅で倒れ救急搬送された71歳女性。意識障害がある。

患者の状況

搬入前の情報

初診の71歳の女性、自宅で倒れているのを娘が発見し救急要請。
JCS II -10、体温38.2℃、心拍数110/分、血圧88/60mmHg、SpO₂ 97％。

救急車から降りてきた

来院時の情報

来院時、閉眼しており体動は認めない。
自発呼吸あり、顔面はやや紅潮している。

ベッドに移動

バイタルサインは体温38.6℃、心拍数106/分、呼吸数24/分、血圧88/58mmHg、SpO₂ 95％。瞳孔径R/L 2.5/2.5、対光反射迅速。

看護師の動き

● 意識障害があり、気道確保や酸素投与が必要になるかもしれない。
→気管挿管、酸素投与の準備。
● 血圧が低く、脈も速い。ショックになっているかも。
→静脈ライン、輸液を準備。
→ショックの原因は？
● 意識障害の原因検索準備
→血糖測定、採血、CT撮影の準備。
→脳卒中チームへの事前コールを検討。
● 意識障害の治療準備
→ブドウ糖やビタミンB₁など。

● 患者に声をかけ、呼吸様式を観察しながら手に触れる。
→声かけにわずかに開眼。
気道狭窄音はなく、やや頻呼吸。
末梢冷感はなし、脈拍触知可能。

● バイタルサイン測定、ABC評価。
→バイタルサインと同時に血糖測定！
→輸液、酸素投与を開始して反応評価！
→原因検索（採血、病歴聴取、身体診察）

情報をアセスメントし、どう準備する？

① 意識障害の鑑別疾患を思い浮かべる

　まずは意識障害の鑑別疾患をみてみよう。AIUEOTIPS 表1 は意識障害の鑑別疾患を覚えやすくまとめたものである。このなかでも、ショック、低血糖、ウェルニッケ脳症による意識障害は、迅速な初期対応が予後を改善するため、見落として対応が後手に回ることがないよう特に注意が必要となる。

② 患者の状態をイメージする

　今回、搬送されてくる患者の意識レベルは JCS Ⅱ–10。意識レベルは JCS（3章1 表1 P.49）や GCS（3章1 表2 P.50）を用いて表現する。これらのスケールを用いることで、意識障害の程度を共有できる。

　現時点では患者の病歴に関する情報は限られている。病歴は診断のために重要であり、目撃者、家族、友人、救急隊などから可能な限り情報を集める。確認したい病歴内容について整理しておこう 表2。

　AIUEOTIPS の疾患にまつわる既往歴やエピソードがあれば、それが原因で意識障害を起こしている可能性はぐっと高くなる。患者のバイタルサインをみると、熱が高く頻脈で血圧は低下し

表1 AIUEOTIPS

A	アルコール（alcohol） アシドーシス（acidosis）	アルコール中毒、アルコール離脱症候群、ウェルニッケ脳症 代謝性アシドーシス
I	インスリン（insulin）	低血糖、糖尿病性ケトアシドーシス、非ケトン性高浸透圧性昏睡
U	尿（uremia）	尿毒症
E	脳症（encephalopathy） 電解質（electrolyte） 内分泌（endocrine）	肝性脳症 血清 Na/Ca/K/P/Mg 異常 甲状腺クリーゼ、粘液水腫性昏睡、副腎不全
O	酸素（oxygen） 大量服薬（overdose） 麻薬（opiate）	低酸素血症、CO_2 ナルコーシス 薬物中毒 麻薬中毒
T	外傷（trauma） 腫瘍（tumor） 体温（temperature） 中毒（toxin）	外傷性（脳挫傷、硬膜下血腫、硬膜外血腫、クモ膜下出血） 脳腫瘍 低体温、高体温 薬剤性、一酸化炭素中毒
I	感染（infection）	敗血症、髄膜炎、脳炎、脳膿瘍
P	精神（psychiatric） ポルフィリン（porphyria）	精神疾患、せん妄 ポルフィリン症
S	脳卒中（stroke） ショック（shock） けいれん（seizure）	脳出血、クモ膜下出血、脳梗塞 ショック けいれん、非けいれん性てんかん

表2 病歴

発症時間・様式	・発症状況と発症時刻が明確か（日中活動時間か、安静時か、起床時か） ・発症時が特定できないときは正常状態の最終確認時刻
発見時の状況	自殺目的の睡眠薬や農薬の有無、煉炭や換気不十分の一酸化炭素中毒の可能性、転落・転倒の可能性、呼吸器疾患患者の酸素投与後→ CO_2 ナルコーシス
持続時間	症状は持続性か、一過性か、反復性か、一過性ならどのくらい続いたか
随伴症状	頭痛、めまい、悪心・嘔吐、呼吸困難、発熱、けいれん、運動麻痺、精神症状
既往歴・家族歴	・高血圧、脂質異常症、糖尿病、脳卒中、心疾患→ 脳・心血管障害、低血糖、高血糖 ・大酒家、偏食、胃切除後→ビタミン B_1 欠乏 ・手術歴、治療中の疾病、服薬中の薬剤、飲酒歴、喫煙歴、アレルギーの有無

意識障害患者に対するアプローチ

気道（airway）：GCS＜8 の場合、挿管を考慮
呼吸（breathing）：SpO_2＞90％を保つ
循環（circulation）：平均動脈圧＞70mmHg を保つ
　　　　　　　　　体温を測定して低体温除外
血糖（glucose）：低血糖を迅速に除外（低血糖時は
　　　　　　　　ビタミン B_1 投与後にブドウ糖投与）
＋血液検査・尿検査
［血算、電解質、腎機能、血糖、血液ガス分析、TSH、
FT4、肝機能（アンモニア含む）、薬物検査］

準備

気管挿管
酸素投与
末梢静脈ルート、輸液

血糖測定
ビタミン B_1、ブドウ糖

意識障害の程度の判定
病歴・身体所見・神経学的評価（髄膜刺激症状など）

（けいれん、中毒、代謝性疾患など治療可能な原因が推定されるときは治療）

頭部 CT

・遷延する意識障害患者で原因不明の場合、脳波検査により非けいれん性てんかんを除外
・必要に応じて脳 MRI、腰椎穿刺

図1 意識障害患者に対するアプローチ

（文献 1 より作成）

ていそうである。血圧が下がっているのかどうかを判断するため、普段の血圧も確認しておきたい。

③ 初期対応の準備をする

　見落としを防ぎ適切に対応するためには、順序立ててアプローチすることが有効である。意識障害鑑別のアルゴリズムを紹介する**図1** [1]。

意識障害患者の対応で忘れてはいけないことは、原因検索よりも ABC（気道、呼吸、循環）の安定を優先することである。①気道閉塞時や酸素投与でも酸素化が改善しない、②二酸化炭素貯留のコントロールができない、③ショック状態のときには気管挿管が必要となる。

　低血糖は迅速に見つけて治療することが求められる。意識障害患者の対応では ABC の評価と並行してすぐに血糖を測定する習慣をつけよう。低血糖に備えてビタミン B_1（ウェルニッケ脳症予防）とブドウ糖もすぐに出せるように準備を進める。

患者がやってきた！ どう対応する？

① ABCG を評価し、安定を図る

　患者に声をかけ、意識と気道の開通を確認しながら、胸郭を見て呼吸を観察する。同時に手で皮膚や脈を触れて循環を評価する。患者は胸郭の上がりは問題なく、呼吸数 24/ 分、SpO_2 は 95％で、酸素投与開始後は 99％に上昇した→ A、B は安定した。頸静脈の怒張はなく末梢冷感もない。心拍数 106/ 分、血圧 88/58mmHg、体温 38.6℃、声かけで開眼があり、ルートキープの際に反対の手で払いのけるしぐさがみられた。GCS は E3V1M5（合計 9 点）。簡易血糖測定器による血糖値は 106mg/dL。採血を提出し、急速輸液投与を開始した。

② バイタルサインから鑑別疾患を考える

　意識障害の鑑別に有用なバイタルサインについて 表3 に示す。

　意識障害患者において、高血圧では頭蓋内病変の可能性が高くなり、反対に低血圧では頭蓋内病変以外の可能性が高くなる。患者の血圧は低めであり、頭蓋内病変の可能性は高くない。発熱、頻脈があり、表3 の鑑別を意識して病歴聴取、身体診察を行う。

③ 身体診察をする

　急速輸液を続けながら身体診察を行い、以下の所見を得た。

・外傷痕なし

表3 意識障害の鑑別に有用なバイタルサイン

所見	想定される疾患
体温上昇＋頻脈	敗血症、髄膜炎、脳卒中、甲状腺クリーゼ、熱中症、アルコール離脱症候群、薬物中毒（薬による）、悪性症候群、セロトニン症候群
高血圧（＋徐脈）	脳卒中（クッシング現象）
低血圧	敗血症、ショック、大動脈解離、副腎不全、低ナトリウム血症、薬物中毒（薬剤による）
徐呼吸	CO_2 ナルコーシス、オピオイド中毒
チェーンストークス呼吸	頭蓋内疾患、心不全、尿毒症
クスマウル大呼吸	代謝性アシドーシス

・舌咬傷なし、尿失禁なし

・瞳孔所見は異常な眼位や瞳孔不同なし、対光反射あり、大きさは左右ともに3mm

・眼球突出・甲状腺腫大なし

・項部硬直なし

・呼吸複雑音なし

④ 身体所見から鑑別疾患を考える

意識障害の鑑別に有用な身体所見について**表4**に示す。

発熱、意識障害がある場合、一番に疑い確認する必要があるのは髄膜炎である。項部硬直が陰性でも髄膜炎の可能性は否定できず、意識障害を説明できるそのほかの原因がないのであれば腰椎穿刺での確認が必要となる。

⑤ 病歴とその後の経過をみる

同行した患者の娘から以下の病歴を聴取した。

「高血圧と糖尿病の既往があり内服加療中。昨日から悪寒と倦怠感を訴えており、受診を勧めたが本人は様子をみていた。本日朝もだるそうだったが受け答えはできていた。夕方仕事から帰ると声をかけても返事がなく救急要請した。数日前から頻尿で、尿が出るとき痛いと話していた。以前にも同様の症状を訴えたことがあった。普段の血圧は130mmHgくらい。飲酒習慣はない」

動脈血液ガス分析では電解質異常や二酸化炭素貯留はなく、乳酸値の上昇と代謝性アシドーシスを認めた。CTで明らかな頭蓋内病変は認めず、バルーンカテーテルを挿入し混濁尿を確認した。血液検査で甲状腺機能異常はなく、白血球とCRPの上昇を認めた。胸部X線で肺野に浸潤影はなく、血液培養、尿培養検査提出後、抗菌薬投与を開始。尿路感染、敗血症の診断で入院加

表4 意識障害の鑑別に有用な身体所見

所見	想定される疾患		
共同偏視	被殻出血：患側へ向く	👁	👁
	小脳出血：健側へ向く	👁	👁
	視床出血：内下方へ向く	👁	👁
	橋病変：正中を向く	👁	👁
両側の著明な縮瞳	オピオイド中毒、橋病変、CO_2ナルコーシス、有機リン中毒		
瞳孔不同	脳幹病変		
項部硬直	髄膜炎		
羽ばたき振戦	肝性脳症		
アームドロップテスト陽性	解離性障害		
片麻痺	脳卒中		
舌咬傷、頸部の回旋、失禁	けいれん		

療の方針となり、後日血液培養と尿培養から *Escherichia coli* が検出された。入院後、意識レベルは改善し、抗菌薬投与による加療が継続された。

＊　　＊　　＊

　意識障害患者の対応では患者の重篤感もあり、対応を焦ることが少なくない。そんなときこそ、アルゴリズムを確認しながら落ち着いて対応することが大切である。皆さんもぜひ試してみてほしい。

引用・参考文献
1）　筒泉貴彦ほか編. "意識障害鑑別のアルゴリズム". 総合内科病棟マニュアル 疾患ごとの管理. 東京, メディカル・サイエンス・インターナショナル, 2021, 461-7.
2）　日本内科学会 認定医制度審議会 救急委員会編. "意識障害". 内科救急診療指針2016. 東京, 総合医学社, 2016, 30-8.
3）　坂本壮. "意識障害に出会ったら". 救急外来 ただいま診断中！. 東京, 中外医学社, 2015, 7-25.
4）　藤野貴久. 意識障害に対応しよう. レジデントノート. 23 (16), 2022, 2712-20.

（竹本雪子）

5　呼吸困難

CASE　呼吸困難で救急搬送された70歳男性。努力呼吸をしており低酸素状態の悪化が予測される。

患者の状況

搬入前の情報
70歳の男性、呼吸困難のため救急要請。
血圧140/78mmHg、心拍数100/分、SpO₂ 80%台（room air）。

救急車から降りてきた

来院時の情報
第一印象は努力呼吸があり苦しそう。質問に対してうなずきのみ。

初療室入室

救急車内からリザーバーマスク10L/分投与でSpO₂ 90%、心拍数100/分、呼吸数30/分、肩を使った努力呼吸あり。会話は単語程度で可能。

看護師の動き

- SpO₂の低下があり、低酸素状態となっている。
  →酸素投与が必要となる。気管挿管の可能性もあるかもしれない。
- まず顔色、呼吸状態を確認しよう。

- 努力呼吸を要しているため、すぐにバイタルサインを確認して酸素化の維持をしなければならない。
- 酸素投与を行いながら、ほかの症状や既往歴を確認しよう。

- 頻呼吸でリザーバーマスク10L/分投与でもSpO₂が低い。動脈血液ガス分析で酸素化の評価や胸部X線検査の準備をしよう。
- 低酸素状態の悪化が予測されるから、呼吸管理や薬剤投与の準備も必要かもしれない。
- 呼吸が楽になる体勢の調整が必要になりそうだな。

情報をアセスメントし、どう準備する?

① 呼吸困難を生じる致死的な疾患を思い浮かべる

　呼吸困難を生じる疾患は呼吸器疾患だけではない。心疾患や中枢神経障害を伴う疾患、心因性など多くの原因がある。また、訴え方もさまざまで、呼吸が苦しいと訴える患者もいれば、息が吸えない、胸が苦しいなどと表現する患者もいる。救急では疾患が特定されていないこともあり、症状から何が起きているのかを推測することが求められる。

　呼吸困難は意識障害、低酸素血症、ショック、アシドーシスなどを引き起こしている可能性が考えられるため、緊急度・重症度がともに高い状態となる。何が原因で呼吸困難が起こっているのかを判断するため、必要な情報を集めながら緊急性の高い疾患を予測していく。

　呼吸困難の原因となる疾患、特に致死的な疾患やその症状を知っておくことが緊急性の判断には重要である 図1 。

② 緊急時に備えた受け入れの準備をする

　呼吸困難、特に SpO_2 低値など緊急性が高いと考えられる場合は、あらゆる状況を想定した準備が必要となる 表1 。救急では患者搬送までの限られた時間で準備を進めなければならないため、スタッフ間で情報共有を行いながら準備をする。また、必要時に迅速に検査が実施されるよう、事前に他部門との調整も必要となる。

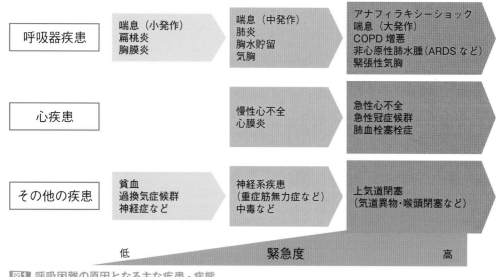

図1 呼吸困難の原因となる主な疾患・病態

表1 受け入れ準備に必要な物品

生体モニタ	静脈ライン・薬剤管理
酸素投与 ・鼻カニューラ、酸素マスク、リザーバーマスク ・高流量鼻カニューラ（HFNC） ・非侵襲的陽圧換気（NPPV）	**気道管理** ・バッグバルブマスク ・気管挿管物品 ・人工呼吸器
検査準備 ・動脈血液ガス分析 ・胸部X線 ・12誘導心電図 ・心エコー	

患者がやってきた！ どう対応する？

① ABCDを意識して対応する

　患者が搬送されてきたら、その状態で待てるか否か、緊急性の有無を判断することが第一に重要となる。まずは気道（A）、呼吸（B）、循環（C）、意識（D）に異常がないかを素早く確認する。ABCDの1つでも異常がある場合はただちに医師に報告し、診療を開始できるようにする。

　症例の救急搬送時の状態についてABCDで評価してみよう。

> **【CASE】**
>
> 体温38.3℃、血圧140/72mmHg、心拍数100/分、呼吸数30/分、SpO₂90％、リザーバーマスク10L/分投与中、意識清明、GCS E4V5M6（合計15点）。
>
> 呼吸補助筋使用を認める。会話は単語で何とか可能な程度。湿性咳嗽・膿性痰の喀出がある。
>
> 冷感なし、浮腫なし、胸痛なし、喘鳴・呼気の延長はなし。既往歴：なし。

A：呼吸困難はあるものの、発語は可能であり気道閉塞を生じている状況ではない。気道の異常はないと考える。

B：SpO₂90％と低値、頻呼吸、呼吸補助筋を使用した努力呼吸を伴っている。発語はあるが単語でなんとか可能。呼吸はかなり切迫しているものと考えられる。

C：頻脈があり何らかの循環の異常があることが示唆されるが、頻脈以外のショック徴候はみられない。

D：意識障害はきたしていないため、意識の問題はないと評価できる。ただし、呼吸困難から呼吸不全が増悪した場合は、意識障害をきたす可能性を考慮しなければならない。

　以上のことから、呼吸（B）の異常があり緊急性が高く、ただちに診療を開始する必要があると評価できる。このように来院後は迅速にABCDを評価し、早急に治療介入がされるように患者を観察することが大切となる。

② 呼吸困難の原因を考えながら対応する

ABCD の評価で緊急性を判断したら、次は呼吸困難の原因を考える。前述のように、呼吸困難を生じる疾患は多岐にわたる。救急の場においては緊急性が高く、かつ重症度が高い疾患から想起して推論することが重要である。バイタルサイン、主訴や随伴症状、既往歴などの情報をもとに、緊急性の高い疾患から、よりそれらしい疾患、除外される疾患を推論し、診療とケアの優先順位を考えていく。

今回の症例では呼吸の異常があり、酸素解離曲線 図2 からみて SpO_2 90%、頻呼吸、呼吸補助筋 図3 を使用した状態は低酸素症が存在している。この段階で診療の優先順位が高いと考えられる疾患は、急性心不全や慢性閉塞性肺疾患（COPD）の急性増悪、肺炎、喘息発作、急性心筋梗塞が挙げられる。さらに、発熱＋呼吸器症状、膿性痰を認めており、肺炎や COPD 増悪が強く疑われる。さらに、心疾患などほかの疾患を鑑別する根拠となる所見を考えていくことも必要である。

また、呼吸困難の発症状況や経過（突然発症・急性に悪化・慢性的に徐々に悪化しているのか）を把握することは、原因を明らかにする手がかりとなる。表2 にあるような症状や所見をふまえながら、必要な情報収集を迅速に行い原因を考えていく。患者から情報がとりにくい場合は、家族や同行者から情報収集する。

③ アセスメント・観察のポイントを考える

頻呼吸や呼吸補助筋の使用がある場合、酸素供給不足から低酸素となることが多い。特に頻呼吸は急変前の徴候として早期に現れる症状といわれている。頻呼吸は、血中酸素の取り込みを呼吸数を増加することによって代償している。また、呼吸数の増加に伴い一回換気量が低下するため、さらに呼吸数の増加や呼吸補助筋使用の増加を生じ、呼吸筋疲労となることが考えられる。そのため、呼吸の観察はとても重要である。

呼吸困難のアセスメントや観察は SpO_2 だけでは評価できない。呼吸数、呼吸のために使用す

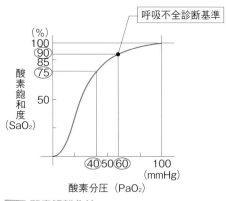

図2 酸素解離曲線

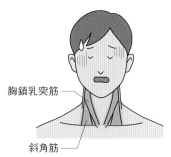

図3 努力呼吸の際にみられる呼吸補助筋の使用

表2 呼吸困難を生じる緊急性が高い疾患と主な症状

疾患	主な症状	その他の所見
肺炎	・発熱、悪寒 ・咳 ・膿性痰 ・呼吸困難 ・水泡音（コースクラックル）	・浸潤影（肺の区域性）
心不全	・呼吸困難 ・湿性ラ音（コースクラックル、ファインクラックル） ・頻脈 ・チアノーゼ ・四肢冷感 ・浮腫	・両側性に浸潤影、すりガラス影 ・心拡大
慢性閉塞性肺疾患（COPD）	・口すぼめ呼吸（呼気延長） ・咳、痰 ・呼吸困難 ・樽状胸郭、胸鎖乳突筋の肥厚 ・吸気時に鎖骨上窩が陥没、頸静脈の虚脱（重症時）	・横隔膜の平坦化 ・透過性亢進（肺が真っ黒になる） ・動脈血液ガス分析：$PaCO_2$ 上昇（$\geq 45mmHg$）
喘息	・咳 ・連続性ラ音（wheezing、笛声音） ・呼吸困難	
急性心筋梗塞	・胸痛、心窩部痛、胸部絞扼感（急性・持続的） ・放散痛（肩や歯痛など） ・冷汗	・12誘導心電図：ST上昇、異常Q波、冠性T波 ・心エコー：壁運動低下

る筋肉がどこであるかなどは、今後の状態が悪化するリスクを予測・対応するために大切となる。呼吸困難はさまざまな要因が関与して起こるため、前述した疾患でみられる症状をふまえ意図的に症状を観察し、かつ、酸素投与など治療効果を医師とともに確認しながら看護ケアにつなげる。

 ケアのポイントを考える

体位管理

　呼吸困難を生じている際の体位管理は、何が問題で何に対して体位管理を行うのか、その根拠を考えて実施することが必要である。それぞれ方法は異なるため、呼吸・循環動態を考慮しながら目的を明確にし、患者にとって安楽な体位の調整を行う 表3 。

心理的サポート

　呼吸困難は患者にとって恐怖や不安を感じるものとなる。時には死を連想することもある。そのため、呼吸困難の原因となっているものをできる限り取り除けるよう介入するとともに、患者の苦痛を理解し、少しでも安心できるよう寄り添う。

問診の取り方

　呼吸困難を生じている場合、会話によりさらに努力呼吸を要して酸素需要を増加させてしまう。一度に多くの質問をするのではなく、ポイントを絞り、「はい」「いいえ」や単語で返答ができるよう質問の仕方を工夫する。

表3 呼吸困難の際にとる体位

起坐位	ファーラー位	側臥位
・呼吸補助筋である外肋間筋や横隔膜が重力により広がり、胸腔内に空気を取り込みやすくする。 ・静脈還流量が低下し、肺うっ血が軽減する。 →うっ血性心不全、COPD増悪、喘息など	・腹壁の緊張を和らげる。 ・横隔膜や肺の拡張を妨げない。 →腹水貯留など	・分泌物の貯留と健側（含気の多い部分）など肺区域を考慮した向きにする。 →肺炎、無気肺など

まとめ

　呼吸困難はその原因が多岐にわたり、肺の問題だけではなく、意識状態や循環動態などさまざまな部分が関与して起こる。また、緊急度・重症度も症例によって異なる。一つの情報に捉われるのではなく、多角的な視点から迅速に観察を行い、なぜ呼吸困難が起こっているのかを考えていこう。

引用・参考文献
1) 長尾大志. "呼吸困難時のアセスメント" "肺炎を疑ったときのアセスメント". まるごと図解 呼吸の見かた. 東京, 照林社, 2016, 70-5, 90-4.
2) 山浦章平. "呼吸困難". 救急看護ポイントブック. 小池伸享編. 東京, 照林社, 2019, 90-5.
3) 弦間昭彦編. 最新ガイドラインに基づく呼吸器疾患診療指針 2021-'22. 東京, 総合医学社, 2020, 432p.

（銀川明奈）

6　吐血・下血

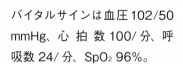 嘔吐（黒色の吐物）で救急搬送された50代男性。顔面はやや蒼白で、手は汗ばんでいる。

患者の状況

搬入前の情報
50代の男性。3日前から嘔吐しており、本日18時30分から黒色のものを嘔吐し始めたため救急要請。血圧100/54mmHg、心拍数90/分。

↓ 救急車から降りてきた

来院時の情報
顔色はやや蒼白。意識は清明、会話もスムーズで、はきはき答えている。ビニール袋を手に持っている。

↓ ベッドに移動

バイタルサインは血圧102/50mmHg、心拍数100/分、呼吸数24/分、SpO₂ 96%。

看護師の動き

- 嘔吐は今も続いているだろうか。嘔吐物の色は本当に黒色なのかな。もともとの血圧よりどれくらい低下しているのだろうか。
  - →まずはモニタと点滴の準備、輸血するかもしれないので血液検査の準備をしておこう。
- 吐血や下血の可能性もあるから、枕元に吸収シートとビニールを、下血にはオムツを準備しよう。

- 患者に声をかけて意識を確認しよう。顔色はどうかな。手を触らせてもらおう。
  - →手は少し汗ばんでいる。**ショックの徴候を考えよう**。
  - →ビニール袋を持っているのは嘔気が続いているのかも。

- モニタをつけて、バイタルサインを確認しよう。
  - →ショックまではいかないけれど、**出血量はショック指数から約1L と考えられる。輸血が必要かもしれない**。
- 呼吸はやや速く、SpO₂ は96%。
  - →貧血が進んでいて酸素が必要になるかも。準備しよう。

情報をアセスメントし、どう準備する？

① 吐血・下血から考えられる危険な疾患を思い浮かべる

吐血・下血を生じる頻度が高い代表的な疾患を表1、2 に示す。

吐血の原因となる疾患

食道・胃静脈瘤および胃十二指腸潰瘍は、上部消化管出血で最も多い疾患の一つである。食道・胃静脈瘤が破裂すると死亡率は 30％と高く、肝硬変患者の死亡原因の上位にある。胃十二指腸潰瘍は、喫煙、アルコール、ストレスや、NSAIDs、ステロイド、抗菌薬による薬剤性、ピロリ菌などが原因となる。胃潰瘍は食後の心窩部痛が典型的であるが、十二指腸潰瘍は空腹時の心窩部痛が典型的で、食事で症状が改善することがある。

下血の原因となる疾患

憩室出血は、下部消化管出血の代表的な原因となる。通常は無痛性であり、絶食・補液で改善する。鮮紅色～暗赤色が特徴的で突然出血するため、患者の多くは「血が出た」とびっくりして来院する。また再発率も高いため、憩室出血の既往がないかを確認するとよい。

感染性腸炎も下部消化管出血の主な原因の一つで、サルモネラ菌やカンピロバクターによるものが多く、赤色の血便がみられる。同じものを食べた人もほぼ同時に発症し、悪心・嘔吐、腹痛、発熱などを生じる。

既往歴や内服薬を必ず確認

上記以外にも多くの原因があり、そのなかでも致死的な疾患を思い浮かべながら対応する必要がある。また、既往歴や内服薬についても必ず考慮する。たとえば出血しやすい疾患である肝硬変、抗凝固薬・抗血栓薬を服用しなければならない脳梗塞や狭心症、心筋梗塞などの有無である。それによって、出血しやすい状態なのか、そうではないのかの判断材料となる。出血しやすい状態であれば、循環血液量減少性ショックに移行している可能性があるため、バイタルサインを確認し、ショック徴候が出現していないかを判断する。

吐血と間違いやすいものに喀血がある。本症例の患者は黒色のものを嘔吐しているので、喀血ではないと考えられるが、喀血と吐血を勘違いする患者・家族がいるため、来院時には「本当に吐血なのか」ということも念頭に置いておきたい 図1 。

表1 吐血の原因となる疾患
食道・胃静脈瘤
胃十二指腸潰瘍
マロリーワイス症候群
急性胃粘膜病変
食道炎・食道潰瘍

表2 下血の原因となる疾患
憩室出血
虚血性大腸炎
感染性腸炎
潰瘍性大腸炎
痔出血

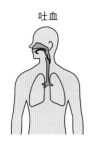

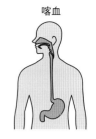

	喀血	吐血
出血部位	肺や気管支	消化管
排泄口	口	口
原因疾患	肺結核 肺梗塞	胃十二指腸潰瘍 食道静脈瘤破裂
色調	鮮紅色	暗赤色
特徴	泡を伴う	食物残渣を伴う

図1 喀血と吐血の違い

② 輸液ラインは少なくとも2本準備する

　搬送予定の患者は、黒色のものを嘔吐しているため吐血と考えて準備を進める。吐血しているということは、下血の可能性もある。枕元の汚染を防ぐ吸収シートだけでなく、下血に対応できるようにオムツを準備しておく。

　また、搬送前のバイタルサインは心拍数90/分、血圧100/54mmHgであるが、患者の普段の血圧を確認し、それからどれぐらい低下しているのか、循環血液量減少性ショックに至っていないかを判断する。ショックの場合を考えて、輸液ラインを少なくとも2本、輸液は細胞外液（生理食塩水や乳酸リンゲル液）を準備する。輸血を行う可能性もあり、血算・生化学・凝固系の検査スピッツに加えて血液型・クロスマッチのスピッツを用意する。

　大量吐血の場合は、誤嚥を起こす可能性があるため、側臥位をとり、気道確保を行う。SpO_2が低下していなくても、ヘモグロビンの低下があればSpO_2は高値を示し、患者は呼吸困難を訴えることがある。SpO_2が基準値を示していても、呼吸困難が出現している場合は、酸素投与を行うため酸素マスクを準備する。

患者がやってきた！　どう対応する？

① バイタルサインや患者の症状を確認する

　患者が搬送されてきたら、患者に声をかけて意識（A）・呼吸（B）・循環（C）を素早く判断する。患者の顔色は蒼白であり、表3のショックの5徴候の「蒼白」にあたる。意識は清明で、会話もスムーズに、はきはき答えており「虚脱」はないと判断できる。手を触ると、少し汗ばんでいることから「冷汗」があると考え、ショックを意識して対応する。

　患者の搬送前の血圧は100/54mmHg、来院時の血圧は102/50mmHgとなっている。出血によるショックは、すぐに血圧低下を起こすわけではない。通常、生体は1L以内程度の出血であれば、循環血液量が減少しても、末梢血管を収縮させることによって末梢血管抵抗を上昇させ血圧を維持するという機能が働く。出血が続けばいずれは血圧が低下するので、今、血圧が下がっていないからといって安心してはいけない。また、心拍数は搬送前が90/分で、搬送後は100/分

表3 ショックの5徴候

蒼白 (pallor)	皮膚や粘膜の血管が収縮し、四肢や顔色が蒼白になり冷たくなる
冷汗 (perspiration)	交感神経の過緊張から、全身が冷たくじっとりとなる
虚脱 (prostration)	脳血流の減少により落ち着きがなくなり、多弁になったり不穏やせん妄、うつろな表情、意識消失の状態となる
脈拍微弱 (pulselessness)	組織への血流を維持しようと心拍数が増加するが、心拍出量が少なく、末梢の動脈が触知できなくなる
呼吸不全 (pulmonary insufficiency)	組織の低酸素、代謝性アシドーシスから起こる。浅く速い呼吸

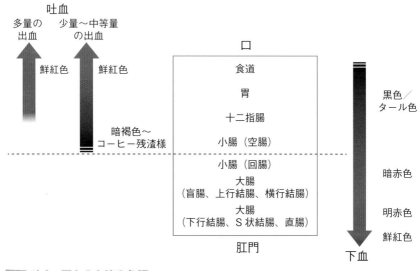

図2 吐血・下血の血液の色調

（文献1より転載）

とやや速くなっている。代償反応として、脈を速めて血圧を維持しようとするため、出血が続いている可能性を考えて輸血の準備と点滴を行う。SpO₂ 96％と基準範囲内ではあるが、呼吸数が24/分とやや促迫であるため、患者に呼吸困難の有無を確認し、酸素投与の必要性を医師に確認する。

吐血・下血の血液の色調 図2 [1]

黒色のものを嘔吐しているが、これが本当に吐血なのか確認する必要がある。患者は意識清明で会話もスムーズであり、直接確認することができる。大量出血の場合は新鮮血の吐血となるが、通常は出血した血液が胃内に滞留し、胃酸の影響で黒色に変化してコーヒー残渣様の外観を呈する。食道病変からの一定量以上の出血は、胃内に滞留しないことから新鮮血吐血となる。

下血は上部、下部いずれの消化管からの出血でも起こりうるため、患者には便の色も確認しておく。黒色のべとべとした泥状便（タール便）がみられる場合、出血した血液が腸管内に比較的

表4 出血性ショックの分類と症状・所見

	Class Ⅰ	Class Ⅱ	Class Ⅲ	Class Ⅳ
出血量（mL）*	＜ 750	1,000～1,500	1,500～2,000	＞ 2,000
出血量（%）	＜ 15	20～30	30～40	＞ 40
心拍数（/ 分）	＜ 100	＞ 100	＞ 120	＞ 140
血圧（mmHg）	不変	収縮期圧不変 拡張期圧↑	収縮期圧↓ 拡張期圧↓	収縮期圧↓ 拡張期圧↓
ショック指数 （心拍数 / 収縮期血圧）	65～/130 = 0.5～	110/110 = 1.0	120/80 = 1.5	140/70 = 2.0
ショックの症状・所見	症状なし、あるいは軽度の不安	交感神経症状 （蒼白、四肢冷感、頻脈、冷汗）	交感神経症状 ＋ 呼吸促迫、乏尿	交感神経症状 ＋ 意識障害、無尿

＊循環血液量 5,000mL で概算

（文献 2 より転載）

長時間滞留したことを意味しており、上部消化管出血の可能性が高い。新鮮血の下血（鮮血便）や赤色血便は下部消化管からの出血を示唆するが、多くは結腸あるいは肛門からの出血である。上部消化管からの出血が大量である場合にも鮮血便、赤色血便となることがある。オムツに付着していればオムツを持参する患者もいるが、最近は嘔吐物や下血したものを写真に撮って持参する患者も多く、画像が確認できれば吐血・下血の色や性状がよりわかりやすいだろう。

　患者は手にビニール袋を持っており、嘔気が続いている可能性もある。嘔吐物によって私たち医療従事者が汚染されないよう、標準予防策を徹底する。

② ショックを意識して対応する

　患者の搬送直後に、「蒼白」「冷汗」がありショックの 5 徴候が出現していたため、ショックを意識して対応していく。診察室に移動したらモニタを装着し、バイタルサインをアセスメントする。心拍数と血圧だけで出血量が予測できる、出血性ショックの分類と症状・所見を **表4** [2) に示す。

　この患者は、来院時の心拍数は 100/ 分で Class Ⅱ、血圧は 102/50mmHg であるため、ショック指数は、心拍数÷収縮期血圧 = 100 ÷ 102 = 0.98 で Class Ⅰ、出血量は 1L（1,000mL）未満と判断できる。出血性ショックには至っていないが、搬送前よりも頻脈になっており、さらに頻脈が進まないか、血圧が低下しないかを継続的に観察する。輸液の速度を調節しながら、ショックに進行しないように医師と連携をとり対応する。

　この患者は 50 代の男性で、診断は胃潰瘍であった。既往歴がなく、内服している薬もなかったために、上部内視鏡検査ですぐに潰瘍からの出血であったとわかった。救急外来で継続したバイタルサインの観察により、輸液でコントロールを行い、ショックに移行することなく経過した。

　もし患者が高齢であれば、症状がはっきりしないことが多く、痛みも感じにくく、内服薬で β ブロッカーなど頻脈を抑える薬を飲んでいる場合では、血圧が低下するほど出血していても頻脈

が現れないこともある。そのため、患者のバイタルサインだけでなく、ショックの5徴候が出現していないかなど、数値には表れない患者の症状をキャッチすることも大切である。

引用・参考文献

1) 佐々木愼. 一般の方へ「吐血・下血」. 日本臨床外科学会ウェブサイト. https://www.ringe.jp/civic/20190603/
2) 丹正勝久. "消化管出血". 標準救急医学 第4版. 日本救急医学会監修. 東京, 医学書院, 2009, 593.
3) 吉川和秀. "吐血・下血". 救急患者のフィジカルアセスメント. 大友康裕編. エマージェンシー・ケア 2011年夏季増刊. 大阪, メディカ出版, 2011, 199-212.

（表 佳代）

7　高齢者の発熱

CASE 38℃の発熱で救急搬送された86歳女性。脱水に気をつけながら問診と観察を行う。

患者の状況

搬入前の情報
86歳の女性、17時ごろから発熱と頻脈があり、前医を受診。精査目的で18時30分に当院へ搬送依頼。

救急車から降りてきた

来院時の情報
顔色は悪くない。声は出ているが倦怠感が強そう。手は温かい。

ベッドに移動

体温38.0℃、心拍数120/分、血圧92/55mmHg、呼吸数24/分。

看護師の動き

- 感染性の疾患も考えて、個室を準備しよう。
- 高齢者の発熱は脱水を伴う可能性もある。点滴を準備しておこう。肺炎なども考えられるし、呼吸困難があるかもしれない。
  - →静脈ラインは2本確保できるようにして、輸液と、酸素カニューラか酸素マスクの準備をしよう。

- 患者の顔色はどうかな。声は出るかな。
  - →「病院に着きましたよ、わかりますか？」と声をかける。声は出ているけれど、しんどそうだな。
- 手に触れて、温かいか確認しよう。
  - →橈骨動脈は触れているし、末梢は温かい。

- モニタをつけて、バイタルサインを確認。
  - →頻脈だし、脱水があるかもしれない。血圧は普段どれくらいだろう。感染によるウォームショックになっていないかな。
  - →高齢者によくある発熱を考えて、ほかに随伴症状はないか問診を続けよう。

情報をアセスメントし、どう準備する？

① 高齢者は典型的な症状が現れにくい

この症例の患者は、86歳の高齢である。高齢者は発熱があっても典型的な症状は現れにくく、「ぐったりしている」「食事が摂れない」「歩けない」などと家族がいつもの様子と違うことに気づいて来院することが多い。

認知症では本人からの訴えがないことがあり、気づいたときには病態が複雑かつ悪化していることがある。本人が症状や病歴を正しく伝えることができない場合は、家族や付添者に病歴を聴取する。搬送時に誰が付き添っているのか、また、付添者がいない場合は後で誰か来てくれる人がいるのかなどを確認する。

高齢者に多い発熱の原因

高齢者の発熱で多い原因を表1に示す。誤嚥性肺炎は、高齢者では多くみられる疾患である。嚥下機能の低下で起こるだけではなく、眠っている間に唾液を誤嚥したり、胃酸分泌の低下が肺炎の危険因子となる。オムツからの逆行性感染、前立腺肥大による残尿の増加で尿路感染症につながる。胆管炎や胆嚢炎は痛みが出にくく、炎症がかなり進んだ状態で来院することがあり、敗血症性ショックを起こしていることもある。糖尿病患者や下肢に浮腫のある患者は、褥瘡からの感染により発熱することがある。衣類で隠れている背部や臀部は見逃しやすいため、しっかりと観察したい。

このほかの発熱から考えられる疾患は表2の通りである。特に発熱に加え、頭痛や意識障害があるときは、必ず髄膜炎を疑う。高齢者の場合は、髄膜炎に特徴的な頭痛、嘔吐、意識障害などがすべて揃うことは少ないため、注意が必要である。

多くの高齢者は高血圧、糖尿病、心疾患（心不全や心筋梗塞などの既往）、がんなどの基礎疾患があり、内服薬を複数処方されている。内服薬が原因で、発熱や頻脈が生じることもある。本症例の86歳の女性についても、発熱や頻脈に影響を及ぼすような内服をしていないか確認が必要である。

表1 高齢者に多い発熱の原因

髄膜炎
肺炎（誤嚥性肺炎）
胆道感染症
尿路感染症
軟部組織感染症

表2 発熱から考えられる疾患

超緊急	敗血症、中枢神経感染症（髄膜炎、脳炎、脳腫瘍）、急性喉頭蓋炎、壊死性筋膜炎、副腎不全、甲状腺クリーゼ
緊急	結核、感染性心内膜炎、脊髄炎
準緊急	細菌性肺炎、胆道感染症、尿路感染症、蜂窩織炎、急性副鼻腔炎、急性気管支炎
非緊急・安定	かぜ症候群など非特異的ウイルス感染症

② 感染性の発熱も考えて準備する

検査の結果が出るまで、何が原因で熱が出ているのかわからない。感染性の発熱を考慮して、自身とほかの患者を感染から守るために、必ず感染対策を行ってから患者と接する。二次感染の拡大を予防するため、マスクの着用と手指衛生、ビニールエプロンなどを身に着け、家族はどこで待つのか、患者をどの診察室で診るのかを決定する。

患者は、発熱、頻脈があり脱水を起こしている可能性があり、血圧低下も考えられる。敗血症性ショックや、循環血液量減少性ショックに備えて、末梢ルートは2本準備しておく。発熱により組織の酸素需要が増加するため、呼吸困難がなくても、SpO_2 が低下していなくても低流量の酸素を流すことがある。酸素カニューラまたは酸素マスクを準備する。

患者がやってきた！ どう対応する？

① 問診・フィジカルアセスメントをする

患者が来院したら、パッと見て顔色はどうか、声をかけて意識レベルを確認する。同時にショック症状の有無を確認する。ショックかどうかは、橈骨動脈を触知し、頻脈の有無をみる。また皮膚の湿潤の有無を確認する。第一印象でショックの可能性がある場合は、バイタルサインを注意深くアセスメントする。

この患者は、搬送時の第一印象で、顔色は悪くなく、声も出ている。しかし倦怠感が強そうであり、医療従事者の声かけには反応するが、声をかけるのをやめると閉眼する可能性がある。意識が清明と判断するのは危険で、経時的に意識レベルを確認する必要がある。

ウォームショックの可能性はないか

手に触れると温かく、ショックの5徴候（3章6 表2 P.70）の「冷感・冷汗」はないと判断できる。ただし、感染によるショックの場合、「冷感・冷汗」がないからといってショックでないとはいえない。この患者は発熱があり四肢が温かく、血圧低下もあることから感染による「ウォームショック」が疑われる。感染によるショックは「ウォームショック」と「コールドショック」の時期に分けることができ、感染性ショックの初期は、末梢の皮膚がポカポカと温かくなる「ウォームショック」の時期の可能性がある。これは、感染によって局所から遊離された化学伝達物質の働きにより末梢血管が拡張した結果、血圧を維持し、末梢組織の要求に応えて多くの酸素を運搬するため、心拍出量が代償的に増加している状態（＝高循環動態）である[1]。

ベッドへ移動してからのバイタルサインは、心拍数120/分と頻脈を呈している。血圧は92/55mmHg である。普段の血圧からどれぐらい低下もしくは上昇があるのかを確認したいが、ショック＝血圧低下ではない。ショックは「急性全身性循環障害で、重要臓器や細胞の機能を維持するに十分な酸素と栄養素を供給するための血液循環が得られない結果に発生する種々の異常を伴った状態」と定義されている[2]。たとえ普段の血圧から10mmHg 程度のみの低下であっても、チアノーゼなど、十分な酸素が行きわたっていないとされる身体症状が出ていれば、ショッ

表3 quick SOFA スコア	**表4** 問診事項
①意識変容 ②呼吸数≧ 22/ 分 ③収縮期血圧≦ 100mmHg 2 項目以上を満たす場合は敗血症を疑う	**本人への問診** □どんな発熱がいつから続いているか □悪寒や戦慄やめまいはするか □随伴症状の有無 　（頭痛、呼吸器症状、腹部症状、尿路症状、関節痛など） □既往歴（輸血歴を含めて、なるべく詳細に） □家族・会社・学校での同様症状者の有無 　（特に呼吸器症状や下痢・腹痛を伴う場合） □内服歴（市販薬も含めて） □渡航歴（特に下痢・腹痛を伴う場合は必須） □家族歴（結核、悪性腫瘍の者がいなかったか） □朝と夕方の体温変動（単に熱っぽいとの訴えの場合） **付添者への問診** □患者本人との関係 □本人への問診と同じ質問をしてみる（食い違いがないか確認） **救急隊への確認** □現場到着時の状況 　（嘔吐痕や吐血痕の有無。現場の温度など）

クの可能性を考慮すべきである。

quick SOFA スコアをみる

　救急の現場でよく使われている指標として、**表3** に示す quick SOFA（qSOFA）スコアがある。このスコアは、救急外来や一般病棟で、感染症あるいは感染症が疑われる場合に敗血症のスクリーニングとして使用される。①意識変容、②呼吸数≧ 22/ 分、③収縮期血圧≦ 100mmHg の 3 項目で構成され、2 項目以上が満たされる場合に敗血症を疑い、早期治療が必要となる。本症例の患者は、意識変容はないが、呼吸数が 24/ 分と促迫しており、収縮期血圧が 92mmHg であるため、2 項目を満たしている。敗血症の可能性があると考え、早期に対応していく。

　ショックを起こしていなくても、脱水症状や衰弱を起こしている可能性がある。顔色や血圧低下、尿量減少・濃縮の有無など観察を継続する。どれだけ輸液をしたのか、それに対して尿量は出ているのかという水分バランスや、心不全徴候に注意しながら十分な輸液を行う。

② 情報を収集する

　救急搬送された場合は、バイタルサイン測定とフィジカルアセスメントと同時に、救急隊に情報収集を行ったり、患者本人に問診していく **表4**。本人から問診することが難しい場合は、付添者に確認することが望ましい。

　自分で情報収集するほうが欲しい情報も得られ、印象に残るため、医師、看護師がそれぞれ問診を行ってしまいがちだが、発熱で酸素需要が高まっているところへ重複して患者に会話をさせることで、さらに酸素消費量を増加させてしまう。倦怠感が強いときに、何度も同じことを質問されるのはさらに状態を悪化させることにつながるため、十分に注意したい。

　検査の結果、この患者は胆管炎であった。quick SOFA で 2 項目を満たしており、敗血症の可

能性が高く、これ以上血圧が低下すれば、脳血流の低下から意識変容も出現する可能性がある。治療が始まるまで、救急外来で処置を待っている間にも、バイタルサインや意識レベルを頻回にチェックする必要がある。

引用・参考文献

1）　道又元裕. 急変対応のすべてがわかる Q&A. 佐藤憲明編. 東京, 照林社, 2011, 24-6.
2）　日本救急医学会監修. "ショック". 標準救急医学. 第 4 版. 東京, 医学書院, 2009, 194-5.
3）　飯田幸生. "発熱". 症状・症候を看る力！. 東京, 総合医学社, 2013, 252p.
4）　佐々木勝教監修. "発熱". ゼロからわかる救急・急変看護. 東京, 成美堂出版, 2016, 134-41.
5）　安池純士. "発熱". 救急患者のフィジカルアセスメント. 大友康裕編. 大阪, メディカ出版, 2011, 180-9.
6）　岩永充永. 高齢者救急. 東京, 医学書院, 2016, 48-53.

（表 佳代）

7

高齢者の発熱

8 アナフィラキシー

CASE 造影剤によるアナフィラキシーが考えられる 50 歳男性が、CT 室から運ばれてきた。

患者の状況	看護師の動き

搬入前の情報
50 歳の男性。当院で 9 時過ぎに造影剤を使用した CT 撮影を行ったところ、喉の違和感と体のかゆみを訴えたため救急外来に連絡がきた。

- 造影剤によるアレルギーが考えられる。SpO$_2$ がよいからといって油断しない。点滴、酸素投与の準備をしよう。
- 呼吸困難なども出現しているかもしれないから、気管挿管の準備と、ショックに対応できるように、アドレナリンを準備しておこう。

CT室から運ばれてきた

来室時の情報
搬送途中に意識が朦朧としてきた。呼吸促迫、SpO$_2$ 95%。静脈ラインはある。

- 患者に声をかける。手を触る。
  - →うっすら開眼しているが、発声がない。呼吸は促迫している。
  - →意識が悪いために話をしないのか、声が出ないのかわからないが、呼吸は促迫しているから気道に問題があるかもしれない。手は冷たくない。
- 静脈ラインはあるけれど、造影剤投与のラインだから、別ラインを確保しよう。

ベッドに移動

血圧 80/52mmHg、心拍数 120/ 分、呼吸数 30/ 分、SpO$_2$ 95%。

- まずモニタをつけよう。
  - →血圧低下、頻脈があるから、ショックに間違いない。
- 呼吸数 30/ 分、SpO$_2$ 95%。
  - →呼吸も促迫で呼吸困難があるのだろう。SpO$_2$ の値にばかり注目するのは危険だ。酸素投与は必要だ。

情報をアセスメントし、どう準備する?

① ショックの対応と準備をする

　アナフィラキシーの原因として、食物、薬剤、虫刺傷が3大原因といわれ、全体の7~8割を占める。曝露から心肺停止までの時間は、静脈薬で5分、虫咬傷で15分、食物で30分とされている。静脈薬は非常に短い時間で心肺停止に至るため、迅速な対応が求められる。造影剤には「ヨード系造影剤」「ガドリニウム系造影剤」「硫酸バリウム製剤」などの種類があり、検査によって薬剤や投与方法が異なる **表1**。静脈内注射で使用する場合は、少なくとも薬剤投与開始から5分間は注意深く患者を観察する必要がある。

アナフィラキシーの定義

　造影剤や抗菌薬などは、初回の投与時ではなく、2回目以降でアレルギー反応が起こることが多い。ヒスタミンの放出により全身の臓器の血管が拡張すると、血管内皮細胞から血漿成分が細胞外に漏れ出すことで、間質の浮腫と循環血液量の減少が生じる。皮膚の間質浮腫が起こると膨疹となる。鼻粘膜の間質浮腫では鼻汁、くしゃみ、鼻づまりが出る。気道では、気道分泌物が増えたり、気道が狭くなることで咳嗽、喘鳴が起こる。消化管では消化管がむくみ、水分が吸収できないと下痢、内腔が狭くなることで腹痛となる。

　アナフィラキシーは、蕁麻疹と下痢、蕁麻疹と呼吸困難といった2種類以上の症状が急に出現した場合をいう **図1** [1]。嗄声、くしゃみ、咳、悪心、嘔吐、瘙痒感、胸部不快感などの初期症状に続き、呼吸困難、喘鳴、意識障害、蕁麻疹、全身発赤、冷汗、過呼吸、血圧低下、咽頭浮腫などの症状が現れることが多い。重度のアナフィラキシーは、致死的になりうる気道・呼吸・循環器症状により特徴づけられるが、典型的な皮膚症状や循環性ショックを伴わない場合もある。

心停止や窒息に備える

　この患者の症状として、喉の違和感と体のかゆみが造影剤投与直後に現れているため、造影剤のアナフィラキシーと考える。その後、意識朦朧としており、呼吸も促迫になっていることから、アナフィラキシーショックの状態と考えられる。気管支の攣縮または咽頭症状により窒息する可能性もあり、呼吸の変調があれば迅速に対応が必要である。そのため酸素マスクだけでなく、気管挿管の準備は必須である。アナフィラキシーと判断されれば、アドレナリンの筋肉注射が第一選択であるため準備しておく。アドレナリンの筋肉注射で効果が得られない場合は、グルカゴン

表1 造影剤の種類

CT検査	ヨード系造影剤を静脈注射で投与
MRI検査	ガドリニウム系造影剤を静脈注射で投与
血管造影検査	ヨード系造影剤をカテーテルで動脈内（一部静脈）に投与
胃・大腸の消化管造影検査	硫酸バリウム製剤を経口投与

以下の2つの基準のいずれかを満たす場合、アナフィラキシーである可能性が非常に高い。

1) 皮膚、粘膜、またはその両方の症状（全身性の蕁麻疹、瘙痒または紅潮、口唇・舌・口蓋垂の腫脹など）が急速に（数分〜数時間で）発症した場合。

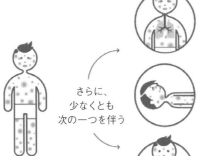

   さらに、少なくとも次の一つを伴う

A）気道／呼吸：呼吸不全（呼吸困難、呼気性喘鳴・気管支攣縮、吸気性喘鳴、PEF低下、低酸素血症など）

B）循環器：血圧低下または臓器不全に伴う症状（筋緊張低下〔虚脱〕、失神、失禁など）

C）その他：重度の消化器症状（重度のけいれん性腹痛、反復性嘔吐など〔特に食物以外のアレルゲンの曝露後〕）

2) 典型的な皮膚症状を伴わなくても、当該患者にとって既知のアレルゲンまたはアレルゲンの可能性がきわめて高いものに曝露された後、血圧低下※または気管支攣縮または喉頭症状#が急速に（数分〜数時間で）発症した場合。

乳幼児・小児：収縮期血圧が低い（年齢別の値との比較）、または30％を超える収縮期血圧の低下※

成人：収縮期血圧が90mmHg未満、または本人のベースラインに比べて30％を超える収縮期血圧の低下

または

気管支攣縮 　　喉頭症状

図1　アナフィラキシーの診断基準

※血圧低下は、本人のベースライン値に比べて30％を超える収縮期血圧の低下がみられる場合、または以下の場合と定義する。
  I）乳児および10歳以下の小児：収縮期血圧が（70＋〔2×年齢（歳）〕）mmHg未満
  II）成人：収縮期血圧が90mmHg未満
#喉頭症状：吸気性喘鳴、変声、嚥下痛など。

（文献1より転載）

を使用するため、グルカゴンを1〜5mg準備する。

　造影剤の投与された静脈ラインは、造影剤がラインの中に残っている可能性がある。同じラインを使用すると原因となったものをさらに体内へ注入してしまうため、新たに静脈ラインを確保する。もし新たに確保できそうにない場合は、造影剤注入に使用したラインを駆血し逆血させてライン内の薬液を引ききり、造影剤がライン内にない状態になれば、その静脈ラインを再度使用

する。ショックとなっていた場合は、新たな静脈ラインから大量輸液を行う準備をしておく。アナフィラキシーショックを疑ったときは、心停止や窒息に備えることが必要となる。

患者がやってきた！ どう対応する？

① 患者の呼吸状態を観察しながら、気道確保とアドレナリンを投与

　CT室から搬送された患者の状態をすぐに把握する。声をかけ、患者の反応を観察し、呼吸（A）、気道（B）、循環（C）、意識（D）を確認する。この患者は、声をかけると反応はあるものの発声がなく、呼吸が促迫していることから、呼吸（A）と気道（B）に問題があると考えられる。もしくは、意識（D）が朦朧としていることで発語がない可能性がある。どちらにしても、気道確保は必須となる。呼吸状態をみながら、酸素投与でよいのか、バッグバルブマスクによる補助換気に切り替えるのか、気管挿管にするのかを判断するため、患者の呼吸状態を経時的に観察する。次に、手を触ることで体が温かいということがわかる。血液分布異常性ショックは、ほかのショックとは違い、冷感がないことが多いのが特徴である。ただし、触ったときに冷感がないからショックの対応をしなくてよいということではない。

　ベッドに移動後は、モニタを装着し、すぐにバイタルサインを測定する。アナフィラキシーの状態であるため、すぐにアドレナリンを投与する。アドレナリン使用による副作用 **表2** [1, 2] を見逃さないよう、バイタルサインの変動に注意する。

　搬送後のバイタルサインは、血圧80/52mmHg、心拍数120/分とショックの状態にある。アナフィラキシーショックは血液分布異常性ショックに分類されており、動脈または静脈の拡張により血管内量が不十分になることでのショックである。治療はまず、アドレナリン0.3mgを筋肉注射する。アドレナリンは必要に応じて5〜15分ごとに2〜3回投与を繰り返すため、数本準備する。アドレナリン投与後は、意識状態が改善するか、呼吸が楽になるか、バイタルサインの変動はないか、観察していく。同時に1〜2Lの生理食塩水や5％ブドウ糖液を急速投与する。これらの治療を行いながら、バイタルサインを経時的に観察していく。

② 相性反応に注意する

　この患者は、3回目の造影剤投与であった。投与後すぐに「おかしい」と感じ、喉に違和感を覚えたという。その後、視界がぼやけ始め、以降のことは覚えていない。アドレナリン1本目で呼吸が楽になり、朦朧としていた意識も改善され、会話がスムーズにできるようになった。血圧低下があり腎血流量低下による尿量減少が考えられたことから、自尿の確認が必要であった。救急外来に滞在中は自尿は確認されなかったため、入院後の排尿の観察を申し送りした。

　アナフィラキシーショックは、いったん落ち着いた後も数時間後に抗原の曝露がなくても再度同様の症状をきたすことがある。これを「2相性反応」という。24〜72時間後までに起きることがあり、アドレナリンが頻回に投与された患者や、アドレナリンの投与が遅れた患者にリスクがある。2相性反応の観察のために必ず入院しなければならないということはないが、この患者は

表2 アドレナリン：アナフィラキシーの治療の第一選択薬

注射投与時の 薬理学的作用	**α_1 アドレナリン受容体** ・血管収縮作用の強化および血管抵抗の増加（多くの器官系において） ・血圧上昇 ・気道の粘膜浮腫の抑制 **β_1 アドレナリン受容体** ・心収縮力増大 ・心拍数増大 **β_2 アドレナリン受容体** ・メディエーターの放出低下 ・気管支拡張の促進	
臨床的意義	・血圧上昇による低血圧およびショックの防止と緩和 ・上気道閉塞の軽減 ・蕁麻疹および血管性浮腫の軽減 ・下気道閉塞（あるいは狭窄）の軽減	
想定される 有害事象	**通常量の投与時** ・1：1,000（1mg/mL）0.01 mg/kg の筋肉注射 ・最大量：成人 0.5mg、小児 0.3mg	・蒼白、振戦、不安、動悸、浮動性めまい、頭痛 ・上記症状は薬理作用量が注射されたことを示す
	アドレナリン過量投与時 ・過度の急速静脈内投与 ・静脈内ボーラス投与 ・1：1,000（1mg/mL）溶液を希釈せず静脈投与するなどの用量の誤りなど	・心室性不整脈、高血圧、肺水腫 ・心臓自体がアナフィラキシーの標的臓器になりうることに注意 ・したがって、既知の冠動脈疾患を有する患者、無症状の冠動脈疾患が判明した患者、冠動脈疾患を有しておらず、一過性の血管攣縮による症状を呈する患者（小児を含む）において、アナフィラキシーの治療を行わない場合であっても、急性冠症候群（狭心症、心筋梗塞、不整脈）が発症しうる

（文献1より転載、文献2より改変）

一人暮らしであり、もし2相性反応が出現した場合に近くに頼れる人がいないため、入院を選択した。その後も注意深くバイタルサインや自覚症状がないかを観察していく必要がある。

引用・参考文献
1) 日本アレルギー学会監修. アナフィラキシーガイドライン2022. https://anaphylaxis-guideline.jp/wp-content/uploads/2022/12/anaphylaxis_guideline2022.pdf
2) Simons, FE. et al. World allergy organization guidelines for the assessment and management of anaphylaxis. World Allergy Organ J. 4(2), 2011, 13-37.

（表 佳代）

9 小児の発熱・哺乳不良

CASE 4カ月男児、発熱と哺乳不良で救急搬送。

患者の状況

搬入前の情報

生後4カ月の男児、発熱2日目、哺乳不良にて救急要請。啼泣なく現在入眠中。体温39.1℃、心拍数180/分、呼吸数50/分。

救急車から降りてきた

来院時の情報

来院時、活気なく物音に反応するがすぐに入眠。前額部に冷却用シートを貼付。顔色良好。呼吸はやや速い。皮膚蒼白なし。

ベッドに移動

看護師の動き

- 発熱・哺乳障害を認めるが、非啼泣下での心拍数が相対的に速いことや、搬送に伴う介入や機械音があるにもかかわらず入眠中との情報が気になるため、脱水・低血糖・重症感染症の可能性について考える。
  →簡易血糖測定器・ブドウ糖注射液・末梢静脈ライン確保・輸液を準備。

- トリアージプロセスに沿って、はじめに小児初期評価の3要素（外観、呼吸、循環・皮膚色）を数秒で評価。入眠か意識障害かを小児反応スケール（AVPU）を用いて評価する。
  →物音や声かけに反応（V）するが活気はなく、刺激を止めるとすぐに入眠してしまう。反応性に乏しく意識障害（AIUEOTIPS）があるかも。

- どんな検査や治療が必要？

- 感染症スクリーニング後、診療場所を決定する。

AVPU の V。体 温 39.0℃、心拍数 188/ 分、呼吸数 50/ 分、SpO₂ 99%、啼泣なし、努力呼吸なし、鼻汁・喘鳴なし、末梢冷感認め CRT 3 秒、大泉門やや陥没、反跳脈なし、紫斑なし。

- ●まず、モニタを装着しよう！ 脱水所見を認め、意識障害の可能性が示唆されるため、潜在的な障害（呼吸・循環）のタイプは循環血液量減少性ショックで、重症度は代償性ショックであると現時点で判断できる。
- ●簡易血糖測定
  →低血糖管理が必要かも……。血液検査と、ほかにどんな検査が必要か。
- ●保護者は不安そうにしている……。これからどんな検査・治療をするんだろうと思っている様子。

情報をアセスメントし、どう準備する？

① 致死的な疾患を思い浮かべる

　小児の発熱は成人と同様に、細菌・ウイルス感染や、手術・骨折などの身体侵襲に対する生体防御反応として出現する。さらに小児では、体温調整機能や発汗機能（エクリン汗腺は出生後数日で発汗機能を獲得し始め、発汗調節は 2〜3 歳ごろに完成[1]）が未熟であり、皮下脂肪組織も少なく、加えて体重に対して体表面積が大きい。また、言語発達が未熟かつ危険認知行動の遅れから環境因子による影響を受け、体温変化をきたしやすいという身体的特徴がある。

　小児医療において発熱は最も頻度が高い主訴であり、発熱早期の受診も多く、症状が非特異的で身体所見の異常が把握しにくい。体温の高さは必ずしも重症度に相関しないものの、小児は免疫獲得過程にあり、免疫機能が未熟なため、ひとたび感染すると重症化リスクが高まる。また、予防接種[2]も段階的に受けていく時期であり、乳児、特に生後 3 カ月未満の発熱では重症細菌感染症（serious bacterial infection；SBI）罹患のリスクが高まるため注意が必要となる。

　そのため、発熱を呈した患児の診療においては、多くの軽症患児のなかから一部の重症患児を見逃さないよう、症状解析ツールである SAMPLER と OPQRST（2 章 1 **表6** P.22）を用いるとよい。オープンクエスチョンとクローズドクエスチョンによって、限られた時間のなかで選択的に情報を得ながら整理をしていく。

　その際、小児の特殊性を理解し、効率的な問診（自覚症状）と身体診察、安静時バイタルサイン（他覚所見）測定と評価、さらには臨床推論によって発熱の鑑別疾患の致死的疾患（killer disease）とよくある疾患（common disease）を想定する **表1**[3, 4]。同時に、得た情報をもとに絞り込みを行い、緊急度と重症化リスクを評価する。このプロセスは、まさに院内トリアージを意味する。トリアージは確定診断を下すことが目的ではないものの、鑑別疾患がある程度想定でき

表1 小児の発熱の致死的疾患とよくある疾患

		致死的な疾患 (killer disease)	よくある疾患 (common disease)
感染症	中枢神経系	急性細菌性髄膜炎、急性脳炎、急性脳症	上気道炎 ワクチン接種後の発熱 うつ熱
	上気道	急性喉頭蓋炎、扁桃周囲膿瘍、咽後膿瘍、重症クループ症候群	
	肺	重症肺炎、膿胸、栗粒結核	
	心臓	急性心筋炎、細菌性心膜炎など	
	消化器	急性虫垂炎、腹膜炎、劇症肝炎	
	泌尿器	尿路感染症、腎盂腎炎	
	筋骨格	化膿性関節炎、壊死性筋膜炎、骨髄炎	
	全身性	髄膜炎菌菌血症、敗血症	
膠原病・血管		リウマチ熱 川崎病	
その他		甲状腺機能亢進症、熱中症、急性薬物中毒、悪性腫瘍、児童虐待	

（文献3より転載、文献4より改変）

なければ重症化を予測できず、待合室で急変する事態を免れないのである。

② 特定疾患を示唆する症状と所見を思い浮かべる

　厳密な時間管理のもとで行動が求められる救急診療において、まずは小児発熱の致死的疾患とよくある疾患を想定する。次に、特定疾患を示唆する症状と所見 **表2** [5, 6] から、可能な限り事前に患者の緊急度や重症化リスクを判断する。それらをもとに受け入れ準備をすることで、危急的状況下でも早期の医療的介入が可能となる。

③ 意識障害の原因も思い浮かべる

　発熱・哺乳障害を認めるが入眠中という事前情報から、患児の状態は一見落ち着いているように思える。しかし、乳児であれば当たり前の「遊ぶ」「飲む」「寝る」のいずれか1つでも「できない」が存在すれば、入眠が哺乳障害やそのほかの意識障害の原因 **表3** によるものか評価していく。

④ 血液・迅速・培養検査、点滴を準備する

　事前情報から、3カ月以上の乳児ではあるものの、活気に乏しく、哺乳不良も認めていることから、血液・迅速病原体抗原・培養検査や輸液、簡易血糖測定が必要であると考えられる **表4** [5, 6]。現時点では熱源が不明だが、男児で24時間以上持続する発熱を認めるため、尿路感染症リスクを考え尿検査の準備も行う必要がある。

　受け入れ場所としては、施設全体の処置室などの空き状況を確認し、感染対策や処置が可能な部屋を選択する。処置室や検査の準備は、重症疾患診断のための信号機システム **表5** [5, 6] を用い

表2 小児の発熱の特定疾患を示唆する症状と所見

鑑別疾患	発熱とともにみられる症状や所見
髄膜炎菌感染症	圧迫により消退しない皮疹で、以下の 1 つ以上を伴うとき ・ぐったりしている ・直径 2mm 以上の皮疹（紫斑） ・CRT ≧ 3 秒 ・項部硬直
細菌性髄膜炎*	項部硬直、大泉門膨隆、意識レベル低下、けいれん重積
単純ヘルペス脳炎	局所神経症状、部分発作、意識レベル低下
肺炎	多呼吸：呼吸数＞ 60/ 分（0〜5 カ月）、＞ 50/ 分（6〜12 カ月）、＞ 40/ 分（＞ 12 カ月）、胸部ラ音、鼻翼呼吸、陥没呼吸、チアノーゼ、酸素飽和度≦ 95%
尿路感染症	尿混濁・血尿、悪臭尿、水分摂取量の減少、シバリング、腰の圧痛または恥骨上部の圧痛、CRT ≧ 3 秒、易刺激性、腹痛・圧痛、頻尿・排尿障害
化膿性関節炎	四肢や関節の腫脹、四肢を使わない、足をついて歩けない
川崎病	5 日以上熱が続いて以下の 1 つ以上を伴う ・眼脂を伴わない両眼球結膜充血 ・口唇の発赤とひび割れ ・いちご舌：口腔咽頭粘膜の発赤 ・手足の浮腫と発赤 ・不定形発疹 ・頸部リンパ節腫脹

＊細菌性髄膜炎の乳児には、髄膜炎の典型的な徴候（項部硬直、大泉門膨隆、甲高い鳴き声）がないことが多いことに注意。

（文献 5 より転載、文献 6 より改変）

表3 小児の意識障害

A	alcohol：アルコール abuse：虐待
I	infection：感染症 / 髄膜炎・脳炎、敗血症、急性散在性脳脊髄炎
U	uremia：尿毒症 /O-157 感染でみられる溶血性尿毒症症候群など
E	electrolyte：電解質異常（低ナトリウム血症、高ナトリウム血症、高カルシウム血症など） encephalopathy：脳症（急性脳症、ライ症候群など） endocrinopathy：内分泌異常（糖尿病、先天性副腎皮質過形成）
O	oxygen：低酸素、一酸化炭素中毒、CO_2 ナルコーシス opiate/overdose：麻薬、薬物中毒（バルビタール、その他の鎮静催眠薬、抗けいれん薬、アルコール、殺虫剤）
T	trauma/tumor：頭部外傷、出血、脳腫瘍、クモ膜下出血 temperature：体温異常
I	insulin：低血糖、高血糖、糖尿病ケトアシドーシス inborn errors of metabolism：先天性代謝異常 intussusception：腸重積、絞扼性イレウスで意識障害出現
P	psychiatric：精神疾患・心因性、過換気や詐病などでも意識障害出現
S	syncope/seizure：有熱性けいれん・無熱性けいれん・失神・てんかん shock：ショック stroke：脳血管障害 shunt：脳室シャントトラブル（感染・閉塞）

表4 乳幼児の発熱における月齢別検査適応

月齢	推奨される検査（髄液検査以外）	髄液検査
生後1カ月未満	血算、血液培養、CRP、尿検査、胸部X線、便培養	禁忌がなければ行う
生後1〜3カ月	同上	全身状態がよくない乳児。白血球5,000/μL未満、または15,000/μLより多いとき
生後3カ月以上	明らかな熱源がない乳児で、 ・赤徴候 **表5** が1つ以上あれば以下を検査 　血算、血液培養、CRP、尿検査、胸部X線、血清、電解質/血液ガス分析 ・黄徴候 **表5** が1つ以上あれば、経験のある小児科医が必要ないと判断しない限り以下を検査 　血算、血液培養、CRP、尿検査、39.0℃を超える発熱があり白血球数が20,000/μLを超えていれば胸部X線を追加	・赤徴候 **表5** があり臨床的に必要と判断されれば、禁忌がなければ行う ・黄徴候 **表5** がある乳児は、経験のある小児科医が必要ないと判断しない限り行う

（文献5より転載、文献6より改変）

て進めてもよい。

患者がやってきた！　どう対応する？

① 緊急度・重症度を判定し、患者待機場所へ誘導する

　来院手段が独歩・救急車に関係なく、多数来院する患者のなかで、生命を脅かす病態にある患者を迅速に見きわめ、重症度と緊急度・重症化リスクを判定（トリアージ）し、適切な加療場所へ誘導する。その後は、評価−判定−介入の手順 **図1** を小児の病態が安定するまで繰り返し、どの段階においても最良の治療や介入を行う。小児特有の評価方法を理解し、保護者の協力を得ながら可能な限り患児の安静が保たれるようにする。

STEP1（第一印象〜仮説形成まで）

●第一印象による重症感（emergency・sick・not sick）を評価

　小児初期評価の3要素（ABC）**図2** を用いて重症感を評価する[7]。どれか1つが当てはまる場合は、重症感があり"sick"と評価される。2つの要素が重なる場合は代償期から非代償期への移行が示唆され、3つの要素が重なると心肺機能不全の状態に近い、もしくは心肺機能不全の状態 **表6** [7] にあり、いずれも即時の医療的介入が必要となる。

> 【CASE】
> 重症感があり sick と評価した。具体的には、外観は活気がなく小児反応スケールAVPU **表7** [8] のV。呼吸は速いように見えるが努力呼吸は認めない。循環・皮膚色では顔面紅潮を認めるがチアノーゼや網状皮膚はなく、外観の異常のみ認める。
> 活気がなく何かおかしい[9]と感じられたことから、重症感染症の可能性が高いと判断した。

表5 重症疾患診断のための信号機システム

	緑徴候：低リスク	黄徴候：中等度リスク	赤徴候：高リスク
色 （皮膚、唇、舌）	・正常	・保護者または介護者が訴える蒼白	・蒼白・網状皮斑・灰色・青色
活動性	・社会的な手がかりに正常に反応できる ・機嫌がよい、笑顔 ・起きているか、すぐに目覚める ・通常の強い啼泣、泣かない	・社会的な手がかりに正常に反応しない ・笑顔なし ・長時間の刺激で目覚める ・活動性の減少	・社会的な手がかりに反応しない ・医療従事者からみて具合が悪そうに見える ・起きない、または起こされても起きない ・弱い、高音または持続的な啼泣
呼吸	・なし	・鼻翼呼吸 ・多呼吸：呼吸数 月齢6～12カ月では≧50/分 月齢＞12カ月では≧40/分 ・酸素飽和度≦95%（room air） ・胸部のラ音	・呻吟 ・多呼吸：呼吸数≧60/分 ・中等度または重度の陥没呼吸
循環と体液量	・正常な皮膚と目 ・湿った粘膜	・頻脈 年齢＜12カ月では≧160/分 12～24カ月では≧150/分 2～5歳では≧140/分 ・CRT≧3秒 ・粘膜乾燥 ・乳児の経口摂取不良 ・尿量減少	・肌のツルゴール反応の減少
その他	黄または赤に示された症状または徴候がない	・生後3～6カ月では体温≧39.0℃ ・5日間以上の発熱 ・悪寒 ・四肢や関節の腫脹 ・自力で歩けない、四肢を動かさない	・生後3カ月未満の体温≧38.0℃* ・押しても消失しない発疹 ・大泉門膨隆 ・項部硬直 ・てんかん重積 ・神経学的局在徴候 ・部分発作

＊ワクチン接種により、生後3カ月未満の子どもが発熱することがある。

（文献5より転載、文献6より改変）

●来院時症候の確認と評価

4カ月乳児の発熱・哺乳不良のいずれかが来院時症候となる。

●原因を推測する＝仮説形成

発熱・哺乳不良に加え第一印象がsickであることから、小児の発熱鑑別疾患 表1 のなかでも致死的疾患の可能性を想定しながら、哺乳障害による低血糖・脱水についても評価する。

STEP2・3（自覚症状・他覚所見の評価～緊急度判定まで）

●自覚症状の評価

症状解析ツール（2章1 表6 P.22）を用いて症状と情報の一貫性、症状への影響因子から重症化リスク、呼吸・循環の潜在的な障害タイプと重症度分類を評価しながら鑑別疾患の絞り込みを

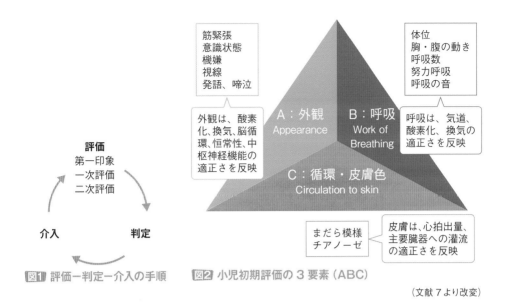

評価
第一印象
一次評価
二次評価

介入 **判定**

図1 評価ー判定ー介入の手順　　**図2** 小児初期評価の3要素（ABC）

（文献7より改変）

9

小児の発熱・哺乳不良

表6 小児初期評価の3要素（ABC）の構成と生理学的状態

小児初期評価による病態生理（○：異常なし、×：異常あり）

	A：外観	B：呼吸	C：循環・皮膚色
全身性疾患・脳障害	×	○	○
呼吸窮迫	○	×	○
呼吸不全	×	×	○
代償性ショック	○	○	×
低血圧性ショック	×	○	×
心肺停止	×	×	×

（文献7より転載）

表7 小児反応スケール AVPU

状態ー意識レベル	AVPU	JTAS レベル
意識障害（高度）無反応	U：unresponsive（刺激に対して無反応） P：pain（痛みに反応）	1
意識障害（中等度）	V：voice（呼びかけに反応）	2
意識清明	A：alert（意識清明）	3
		4
		5

（文献8より転載）

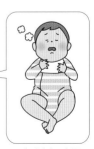

本症例の小児

行う。

　特に小児では、母子手帳のワクチン接種状況から SBI リスクについて評価することが重要である。理由は、Hib・肺炎球菌ワクチンの普及により、潜在性菌血症（occult bacteremia；OB）を含めた重症感染症の危険性は減少しているためである。また生後 3 カ月未満児、未接種児、特に生後 28 日未満の新生児では未熟な免疫機能により、SBI リスクが高まるため、周囲での感染症流行状況を確認しつつ隔離・逆隔離の視点で感染対策を講じることが重要である。

【CASE】

接種可能な予防接種はすべて済み。感染者との接触（sick contact）なし。母乳・ミルク混合栄養。アレルギー不明。内服薬なし。既往なし、出生時特記事項なし。最終経口は 3 時間前に通常量の半量を哺乳。これらから脱水・低血糖・電解質異常による意識障害の可能性を疑う。熱源不明であり、来院時症候と問診結果、発症時期から尿路感染症・腎盂腎炎、細菌性髄膜炎や脳症も上位鑑別疾患に、検査や処置準備を検討する。

●他覚所見の評価

　安静時のバイタルサイン測定と ABCDE アプローチによる身体診察を、保護者の協力を得ながら実施する。啼泣時であれば、啼泣時のバイタルサインであることを記載する。

【CASE】

体温 39.0℃、心拍数 188/ 分、呼吸数 50/ 分。身体所見：鼻汁・咳嗽なし、呼吸規則的、努力呼吸・呻吟なし、呼吸音左右差なく副雑音なし、心雑音なく心音減弱・不整脈なし、CRT 3 秒（2 秒未満が正常）、四肢冷感なし、大泉門やや陥没、頭皮静脈怒張なし、眼位異常なし、意識レベル AVPU の V、腹部平坦・軟、腸蠕動音低下・亢進なし、発疹・紫斑なし、簡易検査：SpO_2 99％、血糖値 55mg/dL。

●緊急度判定

　バイタルサインの逸脱と脱水所見・低血糖 表8 [10] を認め、既往歴はないが、早期乳児発熱であり、免疫応答機能が未熟な本児においては、細菌感染症の発生および重症化のリスクがある。本症例の小児は、3 カ月以上〜3 歳未満の発熱 表9 [9] であり、かつ重症感もあることから緊急度は JTAS レベル 2 となる。得た情報を統合し、総合的判断のもと緊急度・重症度が高いと判断した。

② 検査・治療を開始し、「評価−判定−介入」の手順を継続する

　保護者へ検査や治療の必要性を説明し、血液・尿・迅速病原体抗原・培養検査・輸液を実施する。検査・治療による介入後は、小児の病態が安定するまで「評価−判定−介入」の手順 図1 を繰り返し、最良の治療と介入の判断を行いながら、病名・治療方針・転帰（帰宅・入院・転院・

表8 低血糖の定義

年齢	低血糖
新生児	40mg/dL 未満
乳児、幼児、学童	60mg/dL 未満

（文献 10 より作成）

表9 小児の発熱（体温上昇 38.0℃以上）における緊急度

年齢	体温 / 徴候	JTAS レベル
0～3 カ月未満	＞38.0℃	2
＞3 カ月～3 歳未満	＞38.0℃、免疫不全患者（好中球減少症、臓器移植患者、ステロイド投与患者）	2
	＞38.0℃、小児初期評価の 3 要素のいずれかを満たすバイタルサインの異常を伴う	2
	＞38.0℃、具合よさそうな外観	3
＞3 歳	＞38.0℃、免疫不全患者（好中球減少症、臓器移植患者、ステロイド投与患者）	2
	＞38.0℃、具合よさそうな外観（呼吸数および心拍数を考慮する）	3
	＞38.0℃、具合よさそうな外観	4

本症例の小児

（文献 9 より転載）

紹介）を決定する。

引用・参考文献

1) 高橋健造. 小児の皮膚の特徴－成人との違い. 小児科. 60（2）, 2019, 91-5.
2) NPO 法人 VPD を知って、子どもを守ろうの会. 2022 年 11 月版 予防接種スケジュール. https://www.know-vpd.jp/dl/schedule_age7.pdf
3) 望月由貴子. "発熱". トリアージナースガイドブック 2020. 日本救急看護学会 トリアージ委員会編. 東京, へるす出版, 2019, 175.
4) Feisher, GR. et al. eds. Chapter 27 Fever. textbook of pediatric emergency medicine, 6th ed. 2010, 887-952.
5) 児玉和彦. 体温に関する訴え：ポスト Hib・PCV ワクチン時代の診断戦略. 小児科. 61（9）, 2020, 1202 9.
6) National Institute for Health and Care Excellence. NICE guideline Fever in under 5s: assessment and initial management（NG143）. 12-4. https://www.nice.org.uk/guidance/ng143/resources/fever-in-under-5 s-assessment-and-initial-management-pdf-66141778137541
7) 市川光太郎. "小児救急外来トリアージで医者も安心、患者・保護者も満足！". ER の小児：時間外の小児救急どう乗り切りますか？. 第 1 版. 市川光太郎ほか編. 東京, シービーアール, 2010, 3.
8) 日本救急医学会ほか監修. 緊急度判定支援システム JTAS2017 ガイドブック. 東京, へるす出版, 2017, 98p.
9) Van den Bruel, A. et al. Clinicians' gut feeling about serious infections in children: observational study. BMJ. 345, 2012, e6144.
10) AHA. PALS プロバイダーマニュアル AHA ガイドライン 2020 準拠. 東京, シナジー, 2021, 204.
11) 市川光太郎ほか編. "B 小児救急外来トリアージ". 内科医・小児科研修医のための小児救急治療ガイドライン. 改訂 3 版. 東京, 診断と治療社, 2015, 11.

（井出拓也）

9
小児の発熱・哺乳不良

10 心停止（CPA）

CASE 心停止の70代男性が救急搬送。二次救命処置の準備とともに、家族へも配慮する。

患者の状況	看護師の動き

搬入前の情報
70代の男性。妻と散歩中に倒れ救急要請。心停止（CPA）のため、心肺蘇生（CPR）を行いながら搬送中。

- 原因を考えながら、二次救命処置（ALS）の準備をしよう。
  →静脈ライン・挿管・除細動器・薬剤など。
- 外で倒れたのでベッドに防水シーツを敷こう。散歩中なら突然発症の内因性疾患の可能性が高い。原因検索のためにまずは検査と情報収集が必要だ。
  →血液検査、胸部X線検査の準備。
- 患者が到着したら、第一印象を確認しよう。妻への配慮も必要。

救急車から降りてきた

来院時の情報
救急隊によりCPR中。足底にはチアノーゼがある。妻が泣きながら降りてくる。

- 末梢にチアノーゼがある。循環不全の徴候だ。有効な胸骨圧迫の継続が必要だから、ベッドを移動したらすぐに胸骨圧迫を継続できるように準備をする。
- 妻は動揺が激しい。まず待合室に誘導しよう。

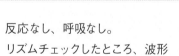
ベッドに移動

反応なし、呼吸なし。
リズムチェックしたところ、波形は心室細動（VF）。

- モニタに接続してリズムチェック！
  VFで、電気ショックが必要。
  →ショック施行。2分タイマーをかけて……。
- 2本血管確保
  →輸液は全開で投与。アドレナリンも準備しておこう。
- 血液検査と胸部X線撮影を行い、基礎疾患などの情報を確認しよう。

情報をアセスメントし、どう準備する？

① CPA 患者を受け入れる準備をする

受け入れ場所を決定する

　CPA 患者の受け入れ可能な初療室へ**図1**。ホットライン
の情報から、外傷か内因性かなどを考慮し、ストレッチャー
に防水シーツを敷いて準備をする。本症例は散歩中に倒れた
ことから、内因性疾患の可能性が高い。

役割分担をする

　患者到着までに役割分担をする。特にリーダー医師を明確
に決定することは、患者の救命に向けてチームが最大限の力
を発揮するために重要だ。

　役割の例：リーダー（医師）、気道管理（人員数によりリ
ーダーが兼ねる）、胸骨圧迫（交代要員も必要）、モニタ管理、
除細動管理、記録・時間管理、家族対応。

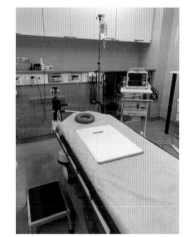

図1 当院の初療室

② ABCDE アプローチで二次救命処置の必要物品を準備する

　ABCDE アプローチをもとに、二次救命処置（ALS）に必要な物品の準備を進めておく**表1**[1]。

気管挿管の準備をする

　まずは気管挿管に必要な物品を揃える**図2**。

除細動器の準備をする

　ショック時はパッドかパドルかを確認する**表2**。パッドは心臓を挟むように装着する**図3**。

表1 ALS に必要な準備

A	airway（気道）	気管挿管、外科的気道確保
B	breathing（呼吸）	酸素、バッグバルブマスク、呼気 CO_2 モニタ
C	circulation（循環）	末梢静脈ライン、輸液（細胞外液）、モニタ（血圧計、SpO_2、心電図含む）、12 誘導心電図、エコー、除細動器、アドレナリン・抗不整脈薬・筋弛緩薬・カテコラミン・麻薬類などの薬剤、輸液ポンプ、シリンジポンプ、心筋マーカー（トロポニン I・トロポニン T）が測定できるキット類、胸腔ドレーン、心囊穿刺キット、胸骨圧迫用足台など
D	dysfunction of CNS（意識）	ペンライト、神経所見のとれる診察キット（打腱器・ルーレット式知覚計）など
E	exposure & environmental control（脱衣と外表・体温の管理）	脱衣のためのハサミ、輸液加温器や体温管理システム（コクーン、ベアーハガー™ など）の保温管理物品

（文献 1 より改変）

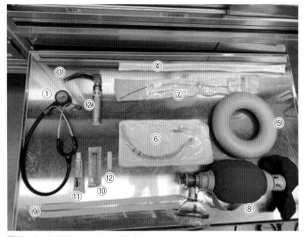

図2 気管挿管に必要な物品

①聴診器、②喉頭鏡、③ブレード、④吸引、⑤円座、⑥気管挿管チューブ、⑦スタイレット、⑧バッグバルブマスク、⑨固定用テープ、⑩カフエア用注射器、⑪潤滑油、⑫バイトブロック

表2 ショック時に必要な物品	
パドル使用	3点モニタとパドル、ショック施行時に使用するジェルパッドまたはゼリーを準備
パッド使用	パッドを準備

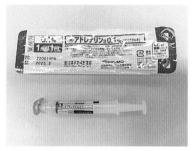

図4 アドレナリン

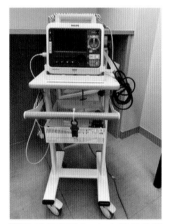

図3 除細動器とパッド装着位置

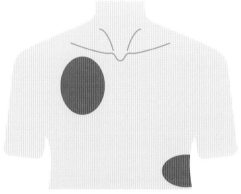

パッドは心臓を挟むように装着

静脈ライン確保の準備をする

18～20G の太い注射針、輸液はリンゲル液や生理食塩水などの細胞外液を準備する。

薬剤はまず、血管収縮薬（アドレナリン）を準備する

アドレナリン図4は自己心拍再開（ROSC）率と生存退院率を改善するというエビデンスがガイドラインで示されており[2]、CPR において第一選択薬となる。

【アドレナリンの薬理作用】

$\alpha\beta$ 刺激薬。α_1 受容体刺激により末梢血管を収縮させ、心臓や脳などの重要臓器の血流量を増加させる。また、β_1 受容体を刺激し、心収縮力の増強と心拍数を増加させ、心拍出量を増大させる。

③ 情報をもとに CPA の原因を予測する

　ホットラインの情報（年齢、発見時の状況など）に加え、かかりつけの患者ならばカルテから既往歴や最近の病歴を確認しよう。得られた情報から、どのような原因で CPA に至ったのか予測する。

患者がやってきた！　どう対応する？

① 速やかに、二次救命処置を実施する

　救急隊による一次救命処置（BLS）を速やかに引き継いで、ALS を実施する。絶え間ない効果的な胸骨圧迫は ALS が成功するための条件である。胸骨圧迫の中断時間を最小限にして、質のよい胸骨圧迫を継続する。

② アルゴリズム図5 [2) に沿って ALS を実施する

モニタを装着してリズムチェックを行い、電気ショックの適応を見きわめる図6
【電気ショック適応（VF/ 無脈性 VT）の場合】

　準備ができしだい、速やかに電気ショックを行う。ショック後はただちに胸骨圧迫から CPR

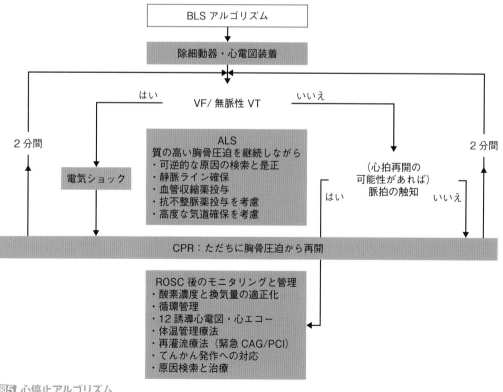

図5 心停止アルゴリズム

（文献 2 より転載）

	心停止のリズム	状態
ショック適応	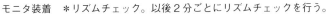	【心室細動：VF】 心臓が不規則に震え、けいれんしたような状態
ショック適応		【無脈性心室頻拍：pulseless VT】 心室からかなり速いリズムで刺激が出ていて、心臓が空打ちしている状態
ショック不適応		【無脈性電気活動：PEA】 心臓の電気刺激は出ているが、脈の触れない状態。VF、無脈性VT、asystole以外で脈の触れない状態の波形はすべてPEA。4つの心停止のなかで最も救命の可能性が高い
ショック不適応		【心静止：asystole】 心臓の電気刺激がまったくないため、心筋の収縮のない状態

図6 電気ショックの適応

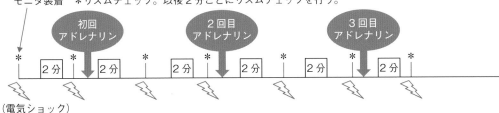

図7 電気ショック適応時のアドレナリン投与のタイミング

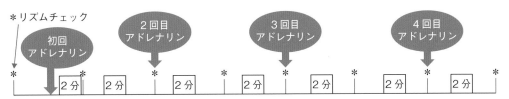

図8 電気ショック不適応時のアドレナリン投与のタイミング

を再開し、以後2分ごとにリズムチェックを行い、電気ショック適応ならばそのつどショックを実施する。

　アドレナリンは1回目のショック後には投与せず、2回目のリズムチェックの後で初回のアドレナリンを投与する **図7**。ガイドラインに準じて、1回1mgを静脈内投与し、3〜5分間隔で追加投与する。

【電気ショック不適応（PEA /asystole）の場合】

　静脈ラインを確保し、準備ができしだいアドレナリンを投与する。以後3〜5分ごとに投与する（**図8**の例は4分ごとに投与）。リズムチェックは2分ごとに行う。

CPRを継続しながら速やかに静脈ラインを確保する

　中心静脈ラインではなく末梢静脈ラインとし、第一選択として、肘正中皮静脈から18〜20G

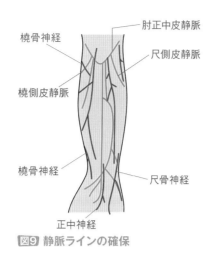

橈骨神経

肘正中皮静脈

尺側皮静脈

橈側皮静脈

橈骨神経

尺骨神経

正中神経

図9 静脈ラインの確保

表3 心停止の原因疾患

hypovolemia（循環血液量低下）	tablet/toxin（中毒）
hypoxia（低酸素血症）	tamponade cardiac（心タンポナーデ）
hydrogen ion（アシドーシス）	tension pneumothorax（緊張性気胸）
hypo/hyperkalemia（低 / 高カリウム血症）	thrombosis coronary（心筋梗塞）
hypo/hyperglycemia（低 / 高血糖）	thrombosis pulmonary（肺血栓塞栓症）
hypothermia（低体温）	trauma（外傷）

ほどの太いルートで両肘部に 1 本ずつ確保する**図9**。

③ ALS を実施しながら並行して原因検索をする

ALS の実施と並行して、搬入前の情報、フィジカルアセスメント、検査データ（血液、X 線、エコーなど）をふまえて原因検索を進め、治療を行う**表3**。

終末期ケア

一般に喪失を予測できると人は予期悲嘆を抱き、その後に起こる死別への心の準備をすることができる。しかし、突然発症や事故などで心停止となった患者の家族にはその時間もなく、患者の死を経験することになる。家族は大切な人を亡くし、孤独に陥り大きな悲嘆を味わう[3]。悲嘆から日常生活を取り戻すまでは、ショック期、喪失期、回復期という過程をとることが多いといわれ[3]、救急外来はショック期と喪失期にあたる。

終末期の看護の基本的対応について、『救急・集中ケアにおける終末期看護プラクティスガイド』では以下の 4 点を挙げている。①患者・家族の安全を確保する、②信頼関係を構築するコミュニケーションを図る、③患者・家族の人権を擁護し、意思を尊重する、④専門的知識と技術によるケアリングを実施する[4]。これらをふまえ、実際の救急外来での看護について述べる。

① 家族が来院したら自己紹介し、待合室へ誘導する

　家族は心理的に危機的な状況に陥りやすい。看護師はできるだけ早く家族のもとに行き、自己紹介し、適切な正しい情報を提供し、信頼関係を構築する。待合室は個室が望ましく、安全な環境を提供する。来院した家族が一人の場合は、可能ならばほかの家族に連絡して病院に来てもらう。患者の状況を一人で受け止めることは心理的な負担が大きいため、家族を支える人の存在が必要になる。

② インフォームド・コンセントに看護師も同席する

　看護師の席は、家族が医師を見る視界から少し外れ、家族全体を見わたせる位置がよい。家族の表情や言動を観察し、患者の状況を正しく理解できているかをアセスメントする。インフォームド・コンセント（IC）後は質問がないか確認し、家族が正しく患者の現状を理解できるよう支援する。必要時は代理意思決定支援をする。

　昨今、超高齢社会では老老介護やキーパーソンが認知症の配偶者しかいないなどの状況もある。このような場合は、家族が理解できる平易な言葉で繰り返し説明する。家族の発する言葉に耳を傾け、言葉の真意を受け止め、可能な限り対応する。

③ 蘇生場面の立ち会いや死亡宣告の場面

　家族が蘇生場面に立ち会うときは、患者や周囲の環境を整える。患者の不必要な露出は避け、血液汚染などが家族の目に入りにくいようにする。この場面は家族の衝撃が大きく、よろめいたり倒れる人もいるので、家族の後ろから付き添い、肩や背中を支えたり、椅子を提供する。

④ 家族の感情を受け止める

　患者の状況を目の当たりにして、家族は泣く、叫ぶ、怒る、黙るなど、さまざまな反応をする。感情を吐露することは、悲嘆のプロセスとなる。家族の心情に寄り添い、思いに共感し、家族が十分に悲しみを表出できるよう安全を確保する。

　感情の表出は「患者の死」を受容する過程において重要である[3, 5]。悲嘆する家族を支える基本は、家族の状態を丸ごと受け入れることである[3]。家族の感情を受け止め、家族が落ち着くのを待つ。病院の中でできることは限られている。しかし、家族の状態をよく観察し適切なケアを提供することは、家族が患者の死を受容し悲嘆のプロセスを進むための重要な看護となる。

引用・参考文献
1) 林智美ほか. "CPAOA（来院時心肺停止）". チャートでわかる救急看護－観察・ケアの流れとポイントが見える！. 芝田里花編. Emer-Log 別冊. 大阪, メディカ出版, 2022, 77.
2) 日本蘇生協議会監修. "心停止アルゴリズム". JRC 蘇生ガイドライン2020. 東京, 医学書院, 2021, 50.
3) 高木慶子編. グリーフケア入門 悲嘆のさなかにある人を支える. 東京, 勁草書房, 2012, 240p.
4) 日本救急看護学会. 救急・集中ケアにおける終末期看護プラクティスガイド. http://jaen.umin.ac.jp/EOL_guide.html
5) 柏木哲夫. 死を学ぶ－最期の日々を輝いて. 東京, 有斐閣, 1995, 236p.

（梅田みゆき）

11　体温異常

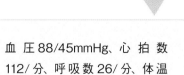
CASE　8月の日中、50代男性が仕事中に意識レベル低下となり救急搬送。熱中症を疑いつつ対応する。

患者の状況

搬入前の情報
50代の男性。外で作業中に意識レベルが低下、救急要請。血圧90mmHg、心拍数110/分、体温40.2℃。外気温は35℃。

救急車から降りてきた

来院時の情報
呼びかけに反応せず、ぐったりしている。呼吸は浅くて速い。体を触るとかなり熱い。発汗はないようだ……。

ベッドに移動

血圧88/45mmHg、心拍数112/分、呼吸数26/分、体温（腋窩温）40.0℃、JCS Ⅱ-30、GCS E2V2M5（合計9点）。

看護師の動き

● 仕事中の意識レベル低下か……意識レベルの低下の原因は何だろう。今日は猛暑日だし、体温も高いから、熱中症かもしれない。しかし、何らかの感染症の可能性もあるから、診断がつくまでは感染対策のため隔離が必要かもしれない。
→バイタルサインだけでなく、発症したときの状況を確認しよう。
→静脈ライン、輸液、体を冷やす準備、隔離できる部屋を準備しよう。

● 患者に声をかけて、体を触ってみよう。
● 呼吸も速いし、反応も鈍い。熱があるが、発汗はない。
→熱中症ならけっこう重症かもしれない。

● まず、モニタをつけよう！
● 腋窩温40.0℃！血圧低下や心拍数増加、呼吸促拍もあり、ショックの5徴候の「虚脱」「呼吸不全」もある。ショックと考えられる。
→熱中症を一番に疑うが、意識レベルが低下する原因や高体温の原因も考えながら対応しよう。血管を確保して、血液検査や画像検査も必要かも。

①致死的な疾患を思い浮かべる

熱中症

　高体温とは体温が異常に上昇した状態のことで、うつ熱と発熱に分けられる。うつ熱は、異常な暑さのなかで、体熱の放散が妨げられたり、運動によって体熱放散の限界を超える熱産生があり、体内に異常な熱が蓄積された状態である。

　この患者は外での仕事中に「意識レベルの低下」と「高体温」をきたしている。外的環境が影響している場合は「熱中症」が推測される 表1, 2 [1, 2]。

意識障害をきたす疾患を同時に鑑別する

　ここで注意しなくてはいけないのは、「熱中症」であるという先入観である。高体温が原因で意識障害をきたしたのか、何らかの原因で意識障害を起こし、結果的に高体温を引き起こしたのかを見きわめなくてはならない 図1。意識障害の鑑別診断指標となる「AIUEOTIPS」（4章4 表1 P.106）を活用し、意識障害の要因についても考える。

表1 熱中症の特徴

診断名	体温	症状	治療
日射病	正常か、軽度上昇（38℃以下）	発汗、顔面蒼白、めまい、頭痛、全身倦怠感など	涼しい場所での臥床、安静、水分と塩分の補給
熱けいれん	正常か、軽度上昇（38℃以下）	痛みを伴った筋肉のけいれん。全身けいれんはない	数分から数十分で自然軽快することが多い。水分と塩分の適度な補給
熱疲労	中等度上昇（40℃以下）	口渇、全身倦怠感、頻脈、血圧低下、過換気、興奮、判断力低下など	涼しい場所での安静、水分と塩分の適度な補給。輸液の投与
熱射病	著明に上昇（40℃以上）	皮膚の乾燥、紅潮、意識障害、けいれん、呼吸不全、循環不全など	体表面と体腔内の双方からの迅速な冷却。臓器障害に対する集中治療

（文献1より抜粋）

表2 熱中症の分類

分類	重症度	症状
Ⅰ度	軽症	めまい、大量の発汗、失神、筋肉痛、筋肉の硬直（こむらがえり）
Ⅱ度	中等度	頭痛、嘔気・嘔吐、倦怠感、虚脱感、集中力・判断力の低下
Ⅲ度	重症	深部体温39℃以上の高熱と下記の3症状のうちいずれか1つ ・中枢神経症状（意識障害、小脳症状、けいれん発作） ・肝・腎機能障害 ・血液凝固異常（急性期DIC診断基準でDICと診断）

（文献2より抜粋）

熱中症による意識障害か？
ほかの原因による意識障害なのか
見きわめる！

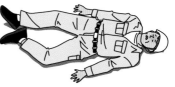

図1 意識障害は先入観をもたずに鑑別を！

同時に、受傷機転について迅速な情報収集をしよう。そのほか、血圧低下や心拍数の増加、呼吸数増加から、ショックを起こしていることも想定しておこう。

② モニタリングと迅速な冷却、輸液、感染対策の準備をする

モニタリング

意識障害による低酸素血症、脳血流低下、低血糖などによる二次的脳損傷の可能性を考え、迅速にバイタルサインをモニタリングする。体温は深部体温（鼓膜温、膀胱温、直腸温など）で評価するため、体温のモニタリングの準備をする **図2** [3]。表面温度は、冷却の影響で正確な体温との誤差が生じる。

迅速な冷却

高体温が持続すると、生体は恒常性破綻の危機に瀕する。きわめて重篤な病態といえる熱射病の3徴は「高体温（深部体温40℃以上）」「意識障害」「発汗停止」である。体温が1℃上昇すると代謝は約13%亢進する。熱射病のような体温調整機能の失調による極度の高体温時には、さらに代謝が亢進し、高体温が助長されるという悪循環が起こる。場合によっては、昏睡やけいれん、呼吸・循環不全などをきたし、予後に大きく影響するため、迅速に実施する **図3** **表3**。

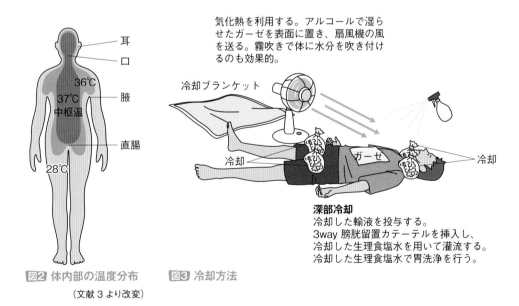

気化熱を利用する。アルコールで湿らせたガーゼを表面に置き、扇風機の風を送る。霧吹きで体に水分を吹き付けるのも効果的。

冷却ブランケット

ガーゼ

冷却

冷却

深部冷却
冷却した輸液を投与する。
3way膀胱留置カテーテルを挿入し、冷却した生理食塩水を用いて灌流する。
冷却した生理食塩水で胃洗浄を行う。

耳
口
36℃
37℃ 中枢温
腋
直腸
28℃

図2 体内部の温度分布
（文献3より改変）

図3 冷却方法

表3 迅速な冷却の準備

表面冷却	深部冷却
・脱衣 ・頸部、腋窩、鼠径部を氷嚢で冷却する ・アルコールで湿らせたガーゼもしくはタオルを体表に置き、扇風機で送風し、気化熱を利用して冷却する ・冷却ブランケットを用いる	・冷却した輸液を点滴する ・冷水による胃洗浄や膀胱洗浄を実施する ・腹膜灌流や体外循環の準備も考慮する

輸液

　高体温による血圧低下は、脱水による循環血液量減少が原因であるため、脱水改善として輸液や電解質補正も必要である。

感染対策

　高体温の原因に、新型コロナウイルス感染症（COVID-19）やそのほかの感染症の可能性もある。感染対策として、個人防護具（ガウン、サージカルマスクもしくはN95マスク、手袋、ゴーグルなど）を準備する。

患者がやってきた！ どう対応する?

① 「熱中症」を意識して対応する

生命の危機がないか観察する

　患者の第一印象を評価する。ABC（気道、呼吸、循環）をアセスメントする。次に意識レベルをGCS、JCSで評価する。

バイタルサインのモニタリング

　モニタリングを開始し、血圧低下や心拍数の増加、呼吸促拍、SpO_2の低下などを観察する。

全身状態を観察する

　対光反射や瞳孔不同の有無、運動麻痺がないか確認する。皮膚の色調や発汗の状態、乾燥や湿潤、末梢冷感の有無を観察する。また、口渇、めまい、脱力感、嘔気・嘔吐、頭痛、筋けいれん、全身けいれんなどがないか観察する。

② 初期対応をする

室温の設定

　室温22〜25℃を維持し、脱衣を行う。

冷却の実施（表面冷却と深部冷却を併用する）

　体温が39℃になったら冷却を緩め、38℃まで低下したら冷却を中止する。深部体温が37℃前後まで調整できることが望まれる。

静脈ラインを確保し、輸液を投与する

　血圧低下や心拍数増加は、循環血液量が減少し、ショックをきたしている可能性がある。

けいれんへの対応

　けいれんがある場合は、酸素消費量が増加するため、酸素投与、ジアゼパムなどの薬剤投与の必要がある。

③ 検査を実施する

血液検査

　動脈血液ガス分析や血算、生化学検査を行い、アシドーシスがないか、臓器障害がないか確認

する。

画像検査

X線やCT検査で、意識障害をきたす疾患がないか確認する。

> **Column**
>
> ## 「体温」はとても重要である！
>
> 通常、人体は外部温度が変化しても、恒常性（ホメオスタシス）によって、常に体内を37℃前後に維持している。しかし、熱の産生と放散のバランスが崩れ、内部環境の温度を一定に保つことができない場合、高体温または低体温を呈する。低体温は、絶食や飢餓による栄養状態の悪化によって熱産生が減少した場合や、低体温下に生体がさらされた場合に起こる。低体温の重症度と生体の変化の概要を **表4** [2] に示す。
>
> 患者を診るときは、血圧や心拍数、呼吸数をすぐに観察するが、体温測定は後回しとなることが多い。バイタルサインのなかで、「体温」は身体の状態を示す重要なデータであることを認識しておこう。
>
> **表4** 低体温の重症度
>
> | 重症度 | 深部体温 | 生体の変化 |
> |---|---|---|
> | 軽度 | 35℃ | 健忘、構音障害 |
> | | 33℃ | 洞性徐脈、心房細動 |
> | 中等度 | 30℃ | 昏睡、瞳孔散大 |
> | | 28℃ | 刺激による心室細動 |
> | 高度 | 25℃ | 心室細動 |
> | | 23℃ | 角膜反射消失 |
> | | 20℃ | 心停止 |
>
> （文献2より）

引用・参考文献

1) 三宅康史. "熱中症・低体温症". 標準救急医学. 第5版. 日本救急医学会監修. 東京, 医学書院, 2014, 455.
2) 菅原美樹. "体温異常への対応". 救急看護学. 第5版. 系統看護学講座 別巻. 東京, 医学書院, 2013, 225-6.
3) Aschoff, J. et al. Kern und Schale im Wärmehaushalt des Menschen. Naturwissenschaften. 45, 1958, 477-85.
4) 柴藤治. "体温の異常". 標準生理学. 小澤瀞司ほか監修. 東京, 医学書院, 2014, 880-3.

（阿部雅美）

12 外傷

17歳男性が自転車で走行中、乗用車と接触し受傷した。重症外傷の疑いを考えて対応する。

患者の状況

搬入前の情報

17歳の男性。

M：自転車で走行中。乗用車と接触し10mほど跳ね飛ばされた。

I：左腹部に打撲痕、左下腿に活動性の出血あり。

S：JCS I桁、高リスク受傷機転、ショック状態でロード＆ゴー。

T：全身固定、リザーバーマスク10L/分投与、左下腿は圧迫止血中。

15分で病院到着予定。

↓ 救急車から降りてきた

来院時の情報

「痛い、痛い」と繰り返す。気道は開通、呼吸は浅くて速い。脈は速くて弱い。皮膚の湿潤・冷感あり。左下腿の出血は止血できている。

↓ ベッドに移動

バイタルサイン測定開始。

看護師の動き

● MISTで情報を得る。

● 腹腔内出血と、下腿からの出血による出血性ショックの可能性がある。ショック状態で緊急度が高そう。

→ ABCDEに則り、受け入れ準備を進めよう。

● 関係する部門への連絡調整と、スタッフへの応援依頼、感染対策を行い、患者の到着に備えよう。

● 「呼吸（B）と循環（C）に異常がある」ことをスタッフで共有する。

→やはり緊急度が高い。急いで初療室へ運ぼう。

● アンパッケージングし、酸素を切り替え、モニタを装着する。

● ABCDEアプローチで観察と処置を開始しよう。

情報をアセスメントし、どう準備する？

① 受傷機転の情報から病態をアセスメントする

救急隊からの第一報は、MIST 表1 [1] を用いることで必要な情報が簡潔に伝わりやすい。車に轢かれた歩行者や自転車、高所からの墜落などは、強いエネルギーが身体にかかり、重症化のリスクが高い。

> 【CASE】
> 車と接触しショック状態に陥っており、緊急度・重症度ともに高いことが予測される。腹腔内出血や下腿からの出血による出血性ショックの可能性を考える。

② 病態予測し、必要物品を準備する

必要物品は、ABCDE アプローチと検査、環境調整、感染対策に則り系統的に準備することで、漏れなく整えられる 表2 [2]。また、放射線部、輸血部、手術部、ICU など関連部署へ事前連絡を行い、スムーズに治療が進むように手配しておく。人員確保が必要となる場合があり、医師や看護師の応援が得られるよう、患者搬送前から情報を共有しておく。

表1 MIST

M	mechanism（受傷機転）
I	injury（生命を脅かす損傷）
S	sign（意識、呼吸、循環の状態）
T	treatment（行った処置と病院到着予定時刻など）

＋年齢、性別　　　　　　　　　　　　　　　　（文献 1 より改変）

表2 外傷初期診療に必要な物品

A：気道管理	吸引、エアウェイ、気管挿管物品、外科的気道確保物品
B：呼吸管理	リザーバー付き酸素マスク、バッグバルブマスク、ジャクソンリース、聴診器、胸腔穿刺物品、胸腔ドレナージ物品
C：循環管理	末梢静脈ライン確保物品（18G 以上の静脈留置針）、輸液（39℃に加温した乳酸または酢酸リンゲル液 2L 以上）、輸液加圧装置、モニタリング（生体監視モニタ、血圧計、パルスオキシメーター）、ガーゼ
D：中枢神経管理	ペンライト、瞳孔計
E：脱衣・体温管理	裁断用ハサミ、体温計、毛布、輸液加温器、温風式加温装置
検査	血液検査、エコー診断装置、ポータブル X 線撮影
環境調整	ベッドコントロール、室温調整、搬入経路の確認
感染対策	個人防護具の着用（手袋、ゴーグル、マスク、ガウンなど）

（文献 2 より改変）

患者がやってきた！ どう対応する？

① 第一印象から緊急度を判断する

外傷の患者では、ABCDE といった生理学的な機能の順に観察を行う。生命に危険を及ぼすような生理学的徴候を見つけ出し、それに対する適切な救命処置で生命危機を回避する 図1 。

【CASE】

「痛い、痛い」と繰り返し、発語があり気道（A）は開通、意識がある。浅表性の促迫した呼吸、末梢の冷感と湿潤があり皮膚は蒼白で、脈拍数が微弱で速いことから、呼吸（B）と循環（C）に異常があると判断した。左下腿の出血は止血できている。「B と C に異常がある」ことをスタッフと共有し、初療室への搬送を急いだ。

---

② アンパッケージングする

スネーキング（頸椎に無理な力が加わり二次的な損傷をきたすこと）を予防するアンパッケージングの方法を 図2 に示す。この順番にアンパッケージングすることで、スネーキングを予防する（アンパッケージとは、診療のため全脊柱固定を解除すること）。

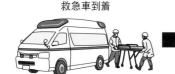

救急車到着

「わかりますか？ お名前は？」
呼びかけて発語があれば意識あり、気道開通と判断。
呼吸：深さと速さ
循環：橈骨動脈触知、脈の強さ・速さ、皮膚の冷感・湿潤の有無、外出血の有無と部位を確認

ABCDE のうち１つでも異常があれば緊急度が高い。情報をスタッフと共有

救急車から初療室まで移動しながら 15 秒程度で確認

図1 第一印象から緊急度を判断

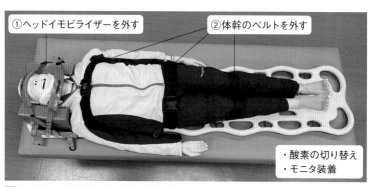

①ヘッドイモビライザーを外す　②体幹のベルトを外す

・酸素の切り替え
・モニタ装着

図2 全身固定とアンパッケージング

③ 気道を評価する

気道閉塞、血液や嘔吐物の誤嚥、舌根沈下などがあれば、吸引、下顎挙上、エアウェイ挿入、気管挿管や外科的気道確保の準備をする。

> **【CASE】**
> 「痛い」と発語があるため気道は開通し、気道緊急はないと評価した。

④ 呼吸を評価する

致死的な損傷や病態を探す **表3** [3, 4]。フレイルチェスト、緊張性気胸、開放性気胸、大量血胸があれば処置が必要となる。また、呼吸障害があれば、補助換気、気管挿管、胸腔穿刺、胸腔ドレナージを準備する。

> **【CASE】**
> 頸静脈怒張や呼吸補助筋の使用はなく、気管偏位と皮下気腫もなかった。呼吸数 30/ 分の浅表性の促迫した呼吸で、打撲痕や出血を認めず、胸郭運動に異常がなく、SpO₂ 98％を維持していた。聴診で呼吸音に左右差や減弱はなかった。触診でも、痛み、動揺、礫音がなく、打診でも鼓音、濁音を認めなかったため、呼吸障害はないと判断した。

⑤ 循環を評価する

循環を評価し **表4** [3, 5]、ショックの有無を判断する。ショックの原因として大量血胸、腹腔内出血、骨盤骨折、緊張性気胸、心タンポナーデ、外出血などがある。外出血があれば、乾いたガ

表3 呼吸の評価

頸部	頸静脈怒張、呼吸補助筋の使用、気管偏位、皮下気腫の有無
胸部	・視診：呼吸数、SpO₂ 値、呼吸様式、胸郭運動、外表上の変化（打撲痕、出血など） ・聴診：前胸部・側胸部の 4 点を聴診 ・触診：疼痛、胸郭動揺、礫音（ポキポキ音） ・打診：鼓音、濁音

（文献 3、4 より作成）

表4 循環の評価

循環の評価	ショックの原因検索
・血圧、心拍数、脈の触知（強さと速さ） ・皮膚の湿潤・冷感、蒼白 ・毛細血管再充満時間（CRT） 以上の項目から総合的に判断	・FAST ・胸部・骨盤 X 線撮影

（文献 3、5 より作成）

ーゼで直接圧迫して止血を行う。

　急速投与や輸血にも対応できるよう 18G 以上の太い留置針で静脈ライン確保を 2 本行い、39℃に加温した乳酸リンゲル液 1〜2L を目安に急速投与し、500mL 投与するたびに繰り返し評価を行う。1〜2L の輸液を投与しても循環の安定化が図れなければ、輸血や気管挿管、場合により止血術が必要となる。

【CASE】

血圧 75/40mmHg、心拍数 120/ 分。脈は微弱で速く触れ、皮膚の湿潤・冷感があり、CRT 3 秒。左下腿の活動性の出血は圧迫止血できていた。ショック状態と判断し、18G の留置針で 2 ルート静脈ライン確保を行い、39℃に加温した乳酸リンゲル液を急速投与した。

輸液を 500mL 投与したところで、血圧 80/40mmHg、心拍数 110/ 分、脈は微弱で速く触れ、皮膚の冷感あり。FAST でモリソン窩に液体貯留があり、腹腔内出血が疑われた。胸部・骨盤の X 線撮影では異常所見なし。

輸液を継続し 1L 投与後、血圧 100/60mmHg、心拍数 80/ 分、脈は強く触れ、皮膚の湿潤・冷感などは改善している。FAST でモリソン窩の液体貯留は増加がないことを確認。初期輸液療法で反応を認め、循環は安定したと評価した。

---

⑥ 「切迫する D」を評価する

　GCS で意識レベルを評価する **表5** [6]。もし「切迫する D」であれば、① A、B、C の安定を再確認し、気管挿管を考慮する、② A、B、C が安定した後、CT 撮影の準備を行う。

【CASE】

GCS では、自発開眼あり E4 点、場所、人は正確に答えられたが時は不正解であり V4 点、指示に応じることができ M6 点の合計 14 点。瞳孔は R：3.0mm、L：3.0mm/ 対光反射あり。片麻痺とクッシング現象がないことを確認し、「切迫する D」はないと判断した。

---

⑦ 体温管理を行う

　低体温は出血傾向となり、代謝性アシドーシスに傾きやすい。出血などで濡れた衣服は体温低下をきたしやすいため、早めに脱衣を行う。体温測定を行い観察や処置の妨げとならない範囲で、毛布やアルミ素材の保温シートで保温する。

表5 切迫する D

- GCS 合計点が 8 点以下（または JCS II -30 以上）
- 経過中に GCS 合計点が 2 点以上低下
- 脳ヘルニア徴候を伴う意識障害
  瞳孔不同、片麻痺、クッシング現象（高血圧を伴う徐脈）

上記が 1 つでもあれば「切迫する D」と判断

（文献 6 より転載）

【CASE】

出血で濡れた衣服を裁断し取り除く。腋窩温 35.5℃で、アルミシートと電気毛布で保温した。

⑧ 家族・関係者対応を行う

　家族は、予期しない突然の出来事に衝撃を受け動揺し、詳細な情報がないまま不安を抱えて来院している場合が多い。情報提供を迅速に行い、最善のケアが提供されていることを保証する。まず、看護師自身の名前と役割を伝え、相手との関係の構築を図る。また対応前には、患者との関係を確認することも重要である。動揺が強いため、医療従事者からの説明が十分に理解できないことがあることも理解しておく。

【CASE】

連絡を受けた母親が「今どんな状況ですか。意識はあるんですよね」と不安な表情で涙ぐみながら救急外来に来院した。看護師は、処置の合間に母親のもとに行き、母親を椅子に案内し、落ち着いて話ができるようにした。「事故に遭い救急搬送されましたが、意識はあり話ができる状態です。処置が落ち着いたら医師から詳しい説明をさせていただきます」と伝えると、母親は「少し安心しました」と答えた。患者の父親も病院に向かっており、両親が揃ったところで面会と病状説明を受けられるように、医師との調整を行った。

引用・参考文献
1)　JPTEC 協議会編. "収容直後の活動". 改訂第 2 版 JPTEC ガイドブック. 東京, へるす出版, 2016, 100.
2)　日本救急看護学会監修. "外傷初期診療に必要な物品". 改訂第 4 版 外傷初期看護ガイドライン JNTEC. 東京, へるす出版, 2018, 201-2, 233.
3)　日本外傷学会ほか監修. "初期診療 Primary survey と蘇生". 改訂第 6 版 外傷初期診療ガイドライン JATEC. 東京, へるす出版, 2021, 12, 25.
4)　"呼吸（B）のアセスメント". 前掲書 2), 157-8.
5)　"循環（C）のアセスメント". 前掲書 2), 162-3.
6)　"意識障害（D）に対する基本的処置と対応". 前掲書 2), 233.
7)　山勢博彰編. "プレホスピタルケアにおける患者と家族への対応". 救急・重症患者と家族のための心のケア. 大阪, メディカ出版, 2010, 121-31, 144-50.

（梅村由佳）

5章

新人に必要な
薬剤の知識

一般名 生理食塩水
商品名 大塚生食注／テルモ生食

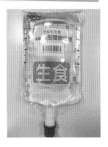

適応 細胞外液欠乏時、ナトリウム欠乏時、クロール欠乏時、注射剤の溶解希釈剤
用法 投与速度はバイタルサインや患者背景（年齢や心不全の有無など）を考慮のうえ、適宜調節する。
特徴 幅広い薬剤の希釈が可能
禁忌 非脱水時の高ナトリウム血症、高クロール血症時。すでに肺水腫が生じている場合は少量投与に留める。
副作用 心不全・腎不全患者では大量投与で肺水腫を起こす可能性がある。大量投与で高クロール性代謝性アシドーシスを起こす可能性がある。
使用時の注意事項 特になし

一般名 乳酸ナトリウムリンゲル / ブドウ糖加酢酸リンゲル / 重炭酸リンゲル
商品名 ソルラクト®輸液 / ソルアセト®D輸液 / ビカネイト®輸液

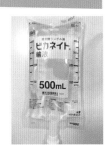

適応 細胞外液欠乏時
用法 投与速度はバイタルサインや患者背景（年齢や心不全の有無など）を考慮のうえ、適宜調節する。
特徴 電解質組成が細胞外液の濃度に近く、生理食塩水に比べてより生理的。緩衝材が乳酸・酢酸・重炭酸のいずれかで名称が異なる。重炭酸リンゲルが最も生理的だが最も値段が高い。
禁忌 安全性が高く、特に禁忌はない。すでに肺水腫が生じている場合は少量投与に留める。最近の研究では、高カリウム血症時でも特に問題がないとされている。
副作用 心不全・腎不全患者での大量投与で肺水腫を起こす可能性がある。
使用時の注意事項 肝不全では乳酸蓄積による高乳酸血症を起こす。カルシウムを含有しているため、輸血やセフトリアキソンナトリウムなど特定の製剤と同一ルートは避ける。

一般名 人血球濃厚液
商品名 赤血球液 –LR「日赤」

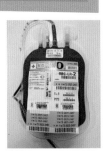

適応 急性貧血、慢性貧血
用法 患者の全身状態、出血量で投与量・速度を適宜検討する。
特徴 2単位＝280mLが一般的な製剤だが、1単位製剤も存在する。血液型の型合わせが必要、病院によっては院外から本製剤を取り寄せる必要があり時間がかかる。
禁忌 投与に同意が得られないとき、特に宗教的輸血拒否（「エホバの証人」など）の場合には十分な説明が必要。
副作用 急速大量輸血による低体温、高カリウム血症、低カルシウム血症、輸血関連急性肺障害（transfusion-related acute lung injury；TRALI）、ウイルス感染（非常にまれ）、アレルギー反応
使用時の注意事項 慢性貧血時は、心肺機能などにもよるがヘモグロビン7g/dL程度を目安とする。大量出血などの緊急時はO型を使用可能（異型輸血）、HOTLINE®などで加温を行う。

一般名　新鮮凍結人血漿
商品名　新鮮凍結血漿 –LR「日赤」240

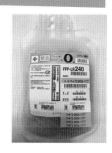

適応　大量出血、凝固因子の補充、血漿交換
用法　患者の全身状態、出血量で投与量・速度を適宜検討する。
特徴　2 単位＝ 240mL が一般的な製剤だが、1 単位製剤も存在する。血小板以外の凝固因子をすべて含む。血液型の型合わせが必要、病院によっては院外から本製剤を取り寄せる必要があり時間がかかる。－ 20℃以下に凍結されているため、融解を要する。すぐに使用しない場合は冷蔵庫（2～6℃）に保存のうえ、融解後 24時間以内に使用する（以前は 3 時間以内だったが 2019 年から延長された）。
禁忌　投与に同意が得られないとき、特に宗教的輸血拒否の場合には十分な説明が必要。
副作用　低カルシウム血症、TRALI、ウイルス感染（非常にまれ）、アレルギー反応
使用時の注意事項　大量出血などの緊急時は AB 型を使用可能（異型輸血）。

一般名　人血清アルブミン
商品名　アルブミナー®5%静注 12.5g/250mL

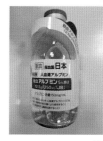

適応　出血性ショック時などの循環血漿量の是正（輸血が到着するまで）、アルブミンの喪失（熱傷やネフローゼ症候群など）、アルブミン合成低下（肝硬変など）による低アルブミン血症
用法　通常成人 1 回 100～250mL（人血清アルブミンとして 5～12.5g）を緩徐に静脈内注射または点滴静脈内注射する。
特徴　細胞外液製剤に比べて血管内に残り循環維持が可能、特定生物由来製品であり、同意書が必要。
禁忌　本製剤に対してショックの既往がある場合
副作用　大量投与でナトリウム負荷
*
使用時の注意事項　急激に循環血漿量が増加するため、急速投与時には肺水腫や心不全の出現に注意が必要。

一般名　アドレナリン
商品名　アドレナリン注 0.1% シリンジ「テルモ」

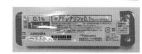

適応　心停止、アナフィラキシーショック、気管支喘息、ショック
用法　心停止時→ 1mg 静注を 3～5 分ごとに繰り返す。心室細動 / 無脈性心室頻拍時は除細動を優先。アナフィラキシーショック→ 0.3～0.5mg を大腿外側に筋注。気管支喘息→ 0.1～0.3mg を皮下注（近年は新規薬剤の関係でほとんど用いられない）。
特徴　αおよびβ受容体刺激薬
禁忌　心停止やショック、重度の気管支喘息などの蘇生などの緊急時では特にない。
副作用　高血圧、不整脈、心筋虚血、肺水腫
使用時の注意事項　心停止時はプレフィルドシリンジの使用が望ましい。アナフィラキシー・喘息時では 10倍希釈を検討する。ショック時は持続投与されることがあるが、ほとんどの場合は後述するノルアドレナリンが選択されるので最近ではまれ。

一般名 ノルアドレナリン
商品名 ノルアドレナリン® 注 1mg

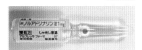

適応 ショック（特に敗血症性ショック時には第一選択）
用法 0.04～0.3μg/kg/分で持続投与、重度のショックでは 100 倍希釈で 0.01mg を静注することもある。
特徴 αおよびβ受容体刺激薬だがα作用が強く、血管収縮により末梢血管抵抗を増やす。
禁忌 緊急時において特になし
副作用 高血圧、不整脈、心筋虚血、末梢の虚血
使用時の注意事項 少量投与や緊急時は末梢ルートから投与可能。原則は中心静脈からの投与。持続投与の濃度は病院によって異なるため、病院のルールに従う。5mg（5A）を生理食塩水 45mL と合わせて計 5mg/50mL にする組成が最も多い。

一般名 アミオダロン塩酸塩
商品名 アンカロン® 注 150

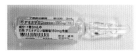

適応 心室細動、心室頻拍
用法 心停止時（心室細動、無脈性心室頻拍時）は除細動やアドレナリンなどに反応がなければ 300mg を静脈注射、不整脈のコントロール目的であれば 150mg ＋ 5%ブドウ糖 100mL で 10 分かけて投与（初回急速投与）、750mg（5A）＋ 5%ブドウ糖 500mL を 33mL/ 時で 8 時間投与（負荷投与）、その後 17mL/ 時で 16 時間投与（維持投与）。

＊

特徴 Na^+、Ca^{2+}、K^+チャネル、α・β受容体遮断など幅広く作用する。
禁忌 洞不全、房室ブロック（Ⅱ度以上）、ヨウ素過敏症
副作用 血圧低下、徐脈、QT 延長
使用時の注意事項 緊急時を除き基本的には中心静脈より投与。持続投与方法が病院によって決められている場合はその投与方法に従う。

一般名 アデノシンミリン酸二ナトリウム水和物
商品名 アデホス -L コーワ 注 20mg

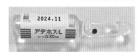

適応 房室結節をリエントリーに含む上室性不整脈（発作性上室性頻拍）
用法 10mg を急速静注（必ず生理食塩水などで後押しする）。
特徴 房室結節の興奮を低下させる。半減期が非常に短いため急速投与が必須。
禁忌 気管支喘息、脳出血直後
副作用 顔面紅潮、短時間の胸部不快感
使用時の注意事項 中心静脈から投与する場合は半量で投与、効果が得られない場合は倍量に増やして投与する。10mg 製剤、20mg 製剤、40mg 製剤があり、病院によって採用規格が異なるため、投与量を正確に確認するのがベター。

一般名　ベラパミル塩酸塩
商品名　ワソラン®静注 5mg

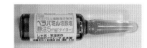
*

適応 発作性上室性頻拍、発作性心房細動、発作性心房粗動
用法 生理食塩水 50mL ないしは 100mL に溶いて 15〜30 分かけて点滴静注。
特徴 Ca^{2+} チャネル拮抗薬で陰性変力作用があり、伝導速度を低下させることで心拍数を低下させる。
禁忌 心原性ショック、高度徐脈、房室ブロック（第Ⅱ、Ⅲ度）、重篤なうっ血性心不全
副作用 血圧低下、徐脈
使用時の注意事項 心機能の悪い患者では投与によって血圧が著明に低下するおそれがあるため、投与前に心機能評価を行うこと、投与中のモニタや血圧などの血行動態のモニタリングを行うことを推奨する。

一般名　アトロピン硫酸塩水和物
商品名　アトロピン注 0.05% シリンジ「テルモ」

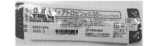

適応 徐脈、口腔内分泌抑制、有機リン中毒
用法 0.5mg を静注、有機リン中毒時には重症度に応じて反復投与を続ける。
特徴 ムスカリン受容体でアセチルコリンの作用を競合的に遮断する。
禁忌 閉塞隅角緑内障、前立腺肥大による排尿障害、麻痺性イレウス
副作用 頻脈性不整脈、尿閉、口渇、大量投与で中枢神経系作用
使用時の注意事項 徐脈となった原因の改善が困難な場合には、頸静脈ペーシングなど別の治療介入を検討する。抗コリン作用のある薬剤（抗ヒスタミン薬、抗精神病薬、抗うつ薬）の作用を増強する場合がある。

一般名　グルコン酸カルシウム水和物
商品名　カルチコール注射液 8.5%5mL

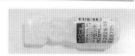

適応 高カリウム血症、低カルシウム血症
用法 高カリウム血症時は 10mL を静注、低カルシウム血症時は 10〜20mL を緩徐に静注。
特徴 心筋細胞膜の安定化を図ることができる。
禁忌 ジギタリス服用中（徐脈・房室ブロックを引き起こす）、高カルシウム血症
副作用 高カルシウム血症
使用時の注意事項 高カリウム血症に対して使用する場合はカリウムを下げる治療ではないため、引き続きカリウムを下げる治療（グルコースインスリン療法や利尿薬など）を病態に応じて行う。低カルシウム血症の補正の場合には、アルブミン 4 未満の場合には補正カルシウムを計算（Ca + 4.0 − Alb）したうえで投与すべきかを決定する。

一般名 フロセミド
商品名 ラシックス®注 20mg

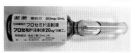

適応 うっ血性心不全、浮腫、高血圧
用法 20～40mg 静注、年齢、病態によって適宜調整する（腎機能が悪い場合は増量が必要なことが多い）。
特徴 腎尿細管にあるヘンレのループに作用してナトリウム利尿を起こす。利尿作用が強い。
禁忌 無尿、低カリウム血症、肝性昏睡
副作用 電解質異常（低カリウム血症、低マグネシウム血症）
使用時の注意事項 多量の利尿により一過性に血圧低下を生じる場合がある。高齢者では脱水、低血圧などによる立ちくらみ、めまい、失神を起こすことがあり、より注意が必要である。

一般名 ニトログリセリン
商品名 ミオコール®スプレー0.3mg

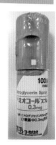

適応 狭心症発作
用法 1回1噴霧（0.3mg）を舌下に投与、効果不十分の場合には1噴霧を追加投与する。
特徴 血管平滑筋の弛緩により血管弛緩作用を示し、冠動脈や静脈を拡張させ症状を緩和する。
禁忌 ホスホジエステラーゼ5阻害薬（勃起不全の治療薬）を使用している患者、右室梗塞の患者、ショック、閉塞隅角緑内障、脳出血
副作用 血圧低下
使用時の注意事項 可能であれば投与前に12誘導心電図の評価を行う。狭心症発作ではなくST上昇型心筋梗塞などの場合には、本薬剤を使用しつつ、速やかに循環器内科への相談が必要。

一般名 精製ブドウ糖
商品名 50%ブドウ糖注射液

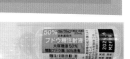

適応 低血糖の補正、高カリウム血症時（グルコース・インスリン療法として使用。後述のヒューマリン®の欄を参照）
用法 1回40mLを緩徐に静注、血糖値、体格などで適宜調整する。
特徴 速やかに血糖上昇が得られ、低血糖患者では意識改善を認める。
禁忌 低血糖時では特になし
副作用 高血糖
使用時の注意事項 静脈炎を起こすことが多いため、ゆっくり静脈内に投与する。血管痛が現れた場合には注射部位を変更することを考慮する。すでに中心静脈が確保されている場合には中心静脈からの投与が望ましい。

一般名 インスリン ヒト（遺伝子組換え）
商品名 ヒューマリン®R注 100 単位 /mL

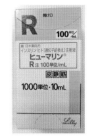

適応 糖尿病性ケトアシドーシス（DKA）、高血糖高浸透圧症候群（HHS）、インスリン療法が適応となる糖尿病、高カリウム血症

用法 DKAやHHSでは 0.1 単位 /kg/ 時で持続静注、糖尿病では 4〜20 単位を食前に皮下注射、高カリウム血症ではグルコース・インスリン療法としてブドウ糖 50％ 40mL ＋ヒューマリン®R 4 単位など（組成は病院によって若干異なる）。

特徴 速攻型インスリンであり、速やかに血糖降下作用が期待できる。

禁忌 低血糖

副作用 低血糖

使用時の注意事項 使用後は適宜意識状態の変化や血糖測定、カリウム値の測定などを行う。

一般名 プロカテロール塩酸塩水和物
商品名 メプチンエアー® 10 μg 吸入 100 回

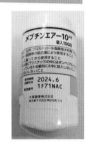

適応 気管支喘息、慢性気管支炎、肺気腫などの気道閉塞障害に基づく諸症状の緩解

用法 通常、1回2吸入（小児では1吸入）する。発作発現時に限り、1日4回までとする。

特徴 気管支平滑筋の β_2 受容体を選択的に刺激することで気管支拡張作用を発現する。

禁忌 特になし

副作用 動悸、不整脈、低カリウム血症

使用時の注意事項 発作が重篤で吸入効果が不十分であればほかの治療法を考慮する。

一般名 メチルプレドニゾロンコハク酸エステルナトリウム
商品名 ソル・メドロール®静注用

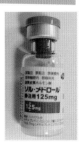

適応 気管支喘息、アナフィラキシー

用法 初回 40〜125mg を点滴静注、喘息の場合は症状に応じて 40〜80mg を 4〜6 時間ごとに緩徐に追加投与する。

特徴 ヒドロコルチゾンに比べて糖質コルチコイド力価が5倍あるが、鉱質コルチコイド活性をほとんどもたない。

禁忌 アスピリン喘息（コハク酸エステル型は禁忌、リン酸エステル型ステロイドを用いること）

副作用 長期間の使用後の突然の中止で副腎不全、長期間の使用で骨粗鬆症、易感染性、精神障害、糖尿病

使用時の注意事項 循環不全を伴う急性副腎不全が疑われる場合や敗血症性ショックでは、本剤ではなくヒドロコルチゾンコハク酸エステル Na 注射用を投与する。

一般名 ニカルジピン塩酸塩
商品名 ニカルジピン塩酸塩注射液 25mg「日医工」

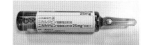

適応 高血圧性緊急症、急性心不全、頭蓋内出血

用法 2～10mg/時で持続静注（血圧・病態に応じて初回1～3mgをフラッシュすることもある）。

特徴 血管平滑筋に作用して、末梢血管を拡張させることで血圧低下を起こすカルシウム拮抗薬である。

禁忌 低血圧、心原性ショック、病態が安定していない急性心筋梗塞

副作用 血圧低下

使用時の注意事項 以前には頭蓋内出血は禁忌だったが、現在は慎重投与に変更となっており、救急外来では日常的に用いられている。ほかのカルシウム拮抗薬と異なり徐脈は生じない。
配合注意。原則単独投与。

一般名 ニトログリセリン
商品名 ニトログリセリン注 25mg/50mL シリンジ「テルモ」

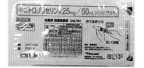

適応 急性心不全、不安定狭心症、高血圧

用法 0.05～0.2μg/kg/分で開始、血圧をモニタリングしながら5～10分ごとに0.1～0.2μg/kg/分で増量していく。

特徴 亜硝酸薬であり、一酸化窒素を分泌し血管平滑筋を弛緩させ、降圧・冠血管拡張作用を起こす。

禁忌 PDE5阻害薬服用中の患者、ショック、閉塞隅角緑内障

副作用 血圧低下、頭痛、頭蓋内圧上昇

使用時の注意事項 静脈拡張により前負荷を減らすため、脱水時には血圧低下に特に注意が必要。

一般名 トラネキサム酸
商品名 トラネキサム酸注 1000mg/10mL「日新」

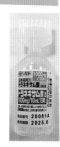

適応 重症外傷、産後出血、頭蓋内出血、その他各種出血

用法 重症外傷・頭蓋内出血時は10分かけて1,000mgを投与後、8時間かけて1,000mgを追加投与。産後出血では10分かけて1,000mgを投与後、出血が続く場合に任意で再投与する。

特徴 抗線溶薬であり、出血早期に投与することで一定の予後改善効果が認められる。

禁忌 トロンビンを投与中の患者

副作用 血栓症、けいれん

使用時の注意事項 外傷や産後出血では3時間以内の投与が推奨されており、受傷後時間が経過すると、かえって予後が悪くなる可能性が示唆されている。

一般名	**オメプラゾールナトリウム**
商品名	**オメプラゾール注射用 20mg「日医工」**

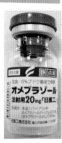

適応 出血性胃潰瘍、急性ストレス胃潰瘍
用法 20mg ＋生理食塩水 20mL で緩徐に静注する。
特徴 プロトンポンプ阻害薬であり、強い胃酸分泌抑制作用を有する。
禁忌 アタザナビル硫酸塩、リルピビリン塩酸塩との併用禁忌
副作用 肝機能障害、汎血球減少症
使用時の注意事項 ほかの薬剤との配合変化が多く、投与前後で生食フラッシュが必要となる。

薬剤

一般名	**ジアゼパム**
商品名	**セルシン®注射液 10mg**

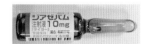

適応 てんかん様重積状態
用法 5～10mg を静注する。
特徴 ベンゾジアゼピン系薬剤で抗けいれん作用を有する。
禁忌 急性閉塞隅角緑内障、重症筋無力症、ショック
副作用 舌根沈下、呼吸抑制、意識障害

＊

使用時の注意事項 舌根沈下や呼吸抑制をきたすことがあるので、モニタ管理下で使用し、バッグバルブマスク換気や気管挿管などが可能な環境下での使用が望ましい。過量投与時には拮抗薬（フルマゼニル）を使用するが、半減期が短い点に注意が必要。

一般名	**ミダゾラム**
商品名	**ミダゾラム注 10mg「サンド」**

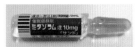

適応 麻酔前投薬、人工呼吸中の鎮静、てんかん重積発作
用法 気管挿管時 0.08～0.1mg/kg で静注、てんかん重積発作時（ルートが確保できない場合）10mg 筋注する。
特徴 GABA 受容体に作用し、鎮静・抗けいれん作用を起こす。
禁忌 ショック、急性閉塞隅角緑内障
副作用 呼吸抑制、低血圧、過鎮静
使用時の注意事項 静注時は 10mg/2mL に生理食塩水 8mL を加えて 10mg/10mL に希釈して使用するのが一般的。配合変化を起こしやすく、原則として単独投与。ショックや呼吸不全時の鎮静は減量して使用すること。

一般名 ホスフェニトインナトリウム水和物
商品名 ホストイン®静注 750mg

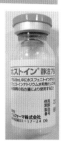

適応 てんかん重積状態
用法 初回投与の場合 22.5mg/kg を点滴静注、維持投与の場合 7.5mg/kg を点滴静注。
特徴 神経膜を安定化させることで抗けいれん作用をもたらす。
禁忌 洞性徐脈、高度の刺激伝導障害
副作用 血圧低下、呼吸抑制
使用時の注意事項 急速に静注すると心停止する場合があるため、点滴静注が望ましい。定期的に投与する場合には血中フェニトイン濃度の測定が望ましい。

一般名 プロポフォール
商品名 プロポフォール静注 1%50mL

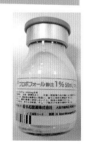

適応 全身麻酔の導入および維持、集中治療における人工呼吸中の鎮静、てんかん重積発作
用法 気管挿管およびてんかん重積発作時 0.5〜2mg/kg で投与、人工呼吸中の鎮静は 4mg/kg/ 時までにとどめる。
特徴 GABA 受容体に作用し、鎮静、抗けいれん作用を起こす。
禁忌 大豆、卵アレルギー、人工呼吸中の鎮静としての小児への投与
副作用 低血圧、徐脈、皮疹、プロポフォール注入症候群（4mg/kg/ 時で 48 時間以上の使用などでリスク上昇。血圧低下、徐脈、横紋筋融解症、乳酸アシドーシスなどを生じる）
使用時の注意事項 血圧低下作用および呼吸抑制作用が強いため、十分なモニタリングができる環境下で用いる。

一般名 フェンタニルクエン酸塩
商品名 フェンタニル注射液 0.1mg

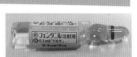

適応 激しい疼痛に対する鎮痛、全身麻酔における鎮痛
用法 1〜2 μg/kg を静注する。
特徴 麻薬であり、非常に強い鎮痛作用を有する。
禁忌 特になし
副作用 血圧低下、呼吸抑制、意識障害
使用時の注意事項 麻薬であり管理に注意が必要。少量で強い鎮痛効果を有するため、少量から投与する。高齢では効果が遷延しうる。十分なモニタリングができる環境下での使用が望ましい。

一般名 アセトアミノフェン
商品名 アセリオ静注液 1000mg バッグ

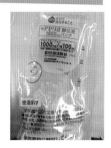

適応 経口製剤および坐薬の投与が困難な場合における疼痛および発熱
用法 疼痛時 1,000mg を 15 分かけて点滴静注、発熱時 300〜500mg を 15 分かけて点滴静注。
特徴 アセトアミノフェンの点滴製剤で比較的使いやすい。
禁忌 重篤な肝障害がある場合
副作用 血圧低下、肝障害
使用時の注意事項 50kg 未満の患者では疼痛時 15mg/kg、発熱時 10mg/kg に減量して使用すること、1 日最大投与量 4,000mg に注意。

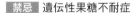

一般名 D- マンニトール
商品名 マンニットール S 注射液

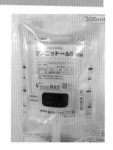

適応 脳圧亢進
用法 7〜20mL/kg を点滴静注、年齢・症状により適宜増減する。投与速度は、3〜10 分間に 100mL とする。
特徴 浸透圧利尿作用を有し、脳圧降下、眼圧降下、利尿などの作用を引き起こす。
禁忌 遺伝性果糖不耐症
副作用 血圧低下
使用時の注意事項 頭蓋内出血時に脳圧を低下させることで出血を助長させる可能性があるため、速やかに開頭血腫除去術も考慮すること。

一般名 塩酸メトクロプラミド
商品名 プリンペラン® 10mg

適応 悪心、嘔吐
用法 1 回 10mg を静注ないしは筋注
特徴 ドパミン受容体を遮断してドパミン作用を抑制することで制吐作用を示す。末梢性、中枢性いずれの嘔気に対しても効果を有する。
禁忌 褐色細胞腫、消化管に出血、穿孔のある患者
副作用 錐体外路症状が出現することがまれにある。
使用時の注意事項 腎機能の低下している患者では高い血中濃度が持続する可能性があり、錐体外路症状の出現により注意が必要である。

引用・参考文献

1）　各添付文書.

＊画像は日本赤十字社和歌山医療センター採用の後発品

（福島雅郁）

Index 索引

【WEB動画▶】WEB動画の視聴方法

本書の動画マークのついている項目は、WEBページにて動画を視聴できます。以下の手順でアクセスしてください。

■メディカID（旧メディカパスポート）未登録の場合

メディカ出版コンテンツサービスサイト「ログイン」ページにアクセスし、「初めての方」から会員登録（無料）を行った後、下記の手順にお進みください。

https://database.medica.co.jp/login/

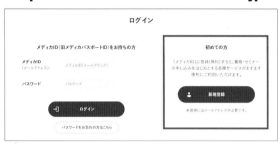

■メディカID（旧メディカパスポート）ご登録済の場合

①メディカ出版コンテンツサービスサイト「マイページ」にアクセスし、メディカIDでログイン後、下記のロック解除キーを入力し「送信」ボタンを押してください。

https://database.medica.co.jp/mypage/

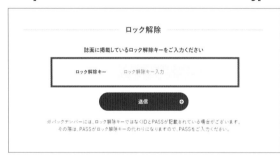

②送信すると、「ロックが解除されました」と表示が出ます。「動画」ボタンを押して、一覧表示へ移動してください。

③視聴したい動画のサムネイルを押して動画を再生してください。

ロック解除キー　visualnote99

＊WEBページのロック解除キーは本書発行日（最新のもの）より3年間有効です。有効期間終了後、本サービスは読者に通知なく休止もしくは終了する場合があります。

＊ロック解除キーおよびメディカID・パスワードの、第三者への譲渡、売買、承継、貸与、開示、漏洩にはご注意ください。

＊図書館での貸し出しの場合、閲覧に要するメディカID登録は、利用者個人が行ってください（貸し出し者による取得・配布は不可）。

＊PC（Windows / Macintosh）、スマートフォン・タブレット端末（iOS / Android）で閲覧いただけます。推奨環境の詳細につきましては、メディカ出版コンテンツサービスサイト「よくあるご質問」ページをご参照ください。

本書をご購読いただいた方へ
特典動画のお知らせ

日本赤十字社和歌山医療センター
救急看護認定看護師
presents

救急配属1年目への
特別オリエンテーション

テーマ

今から救急看護を始める人へ

① 「救急外来での学び方」

② 「救急外来での患者の見かた」

集合研修や個別学習に、ぜひご活用ください。

■ 読者のみなさまへ ■

このたびは本増刊をご購読いただき、誠にありがとうございました。編集部では今後も皆さまのお役に立てる増刊の刊行をめざしてまいります。本書に関するご感想・提案などがございましたら、当編集部（E-mail：emergency@medica.co.jp）までお寄せください。

エ　マ　ロ　グ
Emer-Log　2023年 春季増刊（通巻441号）

かんじゃたいおう　　き ほんしゅぎ
患者対応と基本手技をらくらくマスター
きゅうきゅうかん　ご
救急看護ビジュアルノート

2023年4月5日発行　第1版第1刷

編　集：芝田里花
発行人：長谷川 翔
編集担当：山形 梢・太田真莉子・細川深春
編集協力：有限会社メディファーム
表紙・本文デザイン：市川 竜（株式会社創基）
イラスト：ホンマヨウヘイ
発行所：株式会社メディカ出版　〒532-8588 大阪市淀川区宮原3-4-30 ニッセイ新大阪ビル16F
電話　06-6398-5048（編集）　0120-276-115（お客様センター）
03-5776-1853（広告窓口／総広告代理店 株式会社メディカ・アド）
https://www.medica.co.jp　E-mail emergency@medica.co.jp
組　版：株式会社明昌堂
印刷製本：株式会社シナノ パブリッシング プレス
定価（本体3,200円＋税）　ISBN978-4-8404-7977-6
●無断転載を禁ず。　●乱丁・落丁がありましたら、お取り替えいたします。
Printed and bound in Japan